AF212375

Colección

Psicomotricidad,
cuerpo y **movimiento**

Director de colección
Pablo Bottini

Edición: Primera en castellano. Septiembre de 2025
ISBN: 979-13-87546-34-2
e-ISBN: 979-13-87546-35-9
Depósito Legal: M-18141-2025

Categoría IBIC: QDT [Filosofía del cuerpo y de la mente]
JMC [Psicología]
JMQ [Educación física y deportiva]
Categoría Thema: MQTC [Filosofía del cuerpo]
JNTN [Educación física y deportiva]
JNB [Psicología de la educación]
Categoría BISAC: PHI019000 / Filosofía/Movimiento corporal
PSY000000 / Psicología/General
EDU029010 / Educación/Métodos de enseñanza/Educación física

Lugar de impresión: Barcelona, España / Buenos Aires, Argentina
Diseño y composición: Gerardo Miño

© Miño y Dávila srl / Miño y Dávila editores sl, 2025.

Cualquier forma de reproducción, distribución,
comunicación pública o transformación de esta
obra solo puede ser realizada con la autorización
de sus titulares, salvo excepción prevista por la ley.
Diríjase a CEDRO (Centro Español de Derechos
Reprográficos, www.cedro.org) si necesita fotocopiar
o escanear algún fragmento de esta obra.

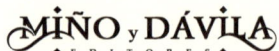

Dirección postal: Tacuarí 540 (C1071AAL), Ciudad de Buenos Aires, Argentina
c/López de Hoyos 15 (28006), Madrid, España
Correo electrónico: minoydavila@gmail.com
Página web: www.minoydavila.com.ar
Redes sociales: @MyDeditores, www.facebook.com/MinoyDavila

Pablo Bottini

–compilador–

Juego corporal

Su valor y función
en la Práctica Psicomotriz
y la vida cotidiana

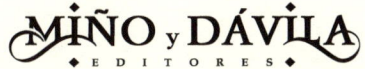
MIÑO y DÁVILA
◆ E D I T O R E S ◆

A Feli y a Vito
por renovar tiernamente en cada encuentro
la posibilidad y la potencia de jugar cuerpo a cuerpo

ÍNDICE

PRÓLOGO

El presente texto ofrece al lector escritos inéditos acerca del tema de marras, acompañado de nuevas versiones de escritos que ya fueran publicados en una compilación anterior titulada *Jugarse jugando*, que supo ver la luz en el año 2018, y otros, que formaron parte de la mencionada compilación, y que aparecen en su modalidad original.

De esta forma, se constituye en un nuevo libro sobre el tema del Juego Corporal, actualizado en sus fundamentos prácticos y nocionales, que trabajamos junto a los autores y al editor, con la idea de llevar a quienes ejercen la Práctica Psicomotriz, variadas aplicaciones y nociones sobre la temática.

El espíritu que está presente en esta nueva edición sigue siendo el mismo. El de brindar textos fundados en nociones sustentadas en fundamentos con aval y evidencia científicos.

Los que aquí escriben se enrolan en el camino de llevar a la Psicomotricidad y su práctica a un estatuto nocional que le permita refrendar su valía entre las prácticas de educación y salud.

Descontamos que el lector encontrará en este libro un instrumento para la reflexión y la acción en su quehacer cotidianos.

Pablo Bottini
compilador

CAPÍTULO 1
COMENTARIO DE APERTURA

Cuando una denuncia presente anoticia un trauma del pasado

Como sabemos, las maneras de vinculación que tenemos con las primeras relaciones de apego tenderán a perpetuarse a lo largo de otras experiencias de la vida. Nos inclinamos a repetir modelos vinculares ya transitados, forcejeamos con "lo diferente" porque no cabe en el *corset* de nuestro paradigma de desarrollo familiar, ponemos en cuestión aquello discordante, extranjero a lo percibido como del propio clan.

Esta limitación se observa en la pareja progenitora del pequeño Ciro. Un vínculo sin planificación, una atracción en vecindad que evoluciona a la intimidad, una demanda de "formalización" tras el embarazo no buscado y las consecuencias psicomotoras observadas en el niño.

Resulta muy gratificante seguir la evolución del trabajo terapéutico realizado por la Lic. María Angélica Familume en el caso testigo. La confianza se expande y la revinculación a partir del escenario lúdico/amoroso se torna posible, recrea un espacio novedoso de afecto y de intercambio que hubiera parecido imposible tras la denuncia sobre abuso sexual.

Desde la psicogenealogía sostenemos que las fantasías del presente echan luz a las raíces ocultas y sin revisar a conciencia que provienen del pasado. Esta madre que se coloca en la emoción de miedo porque "lee" actitudes extrañas en su hijo cuando regresa de las visitas en la casa paterna habla de un temor propio y ancestral sin revelar. Cierta mirada paranoide –producto de un sistema familiar conservador y rígido– hace que Carla ponga a funcionar una alarma sin sustento.

¿Sin sustento? Carla se ve "obligada" a saldar viejas cuentas haciendo uso del derecho a ejercer una acción para que se le reconozca su demanda. Proyecta. Las hipótesis respecto de la familia de Pedro (el abuelo paterno del niño ya muerto y la abuela paterna que envía huevos de chocolate a las sesiones de encuentro niño-padre) nacerían de sus propias dolencias de abuso y de un clima de hostilidad transitado en la infancia por parte de la mamá de Ciro.

Las actitudes de desinterés, miedo reiterado, alarma, mirada distante, congelada, sin conectar que ilustra el trabajo de Familume cuando retrata a la madre del niño, dan cuenta de una vinculación fallida en el seno de la propia familia de Carla.

Abogada como sus padres, la madre de Ciro bloquea el diálogo que sigue al reconocimiento del bebé por parte de Pedro, instaurando el dominio de una Ley que no tiene pruebas. O sí: las que se apoyan (sustentan) en su inconsciente y reclaman ver la luz a través del cristal de Ciro. Es interesante ver que, etimológicamente, el nombre propio alude a "sol" (lo paterno), aunque los autores modernos prefieren "joven que humilla a su enemigo en una disputa verbal". De cualquier manera, ambos nombres (madre-hijo) inician con la misma letra y al funcionar como dobles permiten la hipótesis de la denuncia especular que mientras se señala a "un padre" se menciona por omisión a "otro" padre, el propio.

Finalmente, baste decir que las expresiones dominantes en el trabajo experiencial de la licenciada Familume abren un campo semántico rico para profundizar en los no-dichos familiares: *juego, corporal, revinculación, huevo de chocolate.*

El encuentro de dos adultos pone en marcha la maquinaria reprimida en los años de infancia y reflejan sus fantasmas arcaicos sin recorrer con la conciencia expandida de hechos vividos traumáticamente, y sepultados a modo de mecanismo de defensa.

Las nuevas experiencias emocionales (la maternidad y dejar al niño en manos de su padre sin el control que Carla pretendía) ponen en JUEGO las relaciones que confirmen-desconfirmen los modelos adquiridos en su propia biografía. Enfrentar un hecho traumático desde la desconfianza y el juicio habla también de los huecos sin resolver del sujeto que demanda.

El duelo no realizado por Carla puso en jaque la jugada amorosa Pedro-Ciro y frustró por tres años la REVINCULACIÓN. La presencia del Kinder ofrece otra capa de interpretación: un huevo de chocolate, con una capa interna de chocolate blanco, que contiene una cápsula de plástico con una sorpresa –habitualmente un muñeco o juguetes pequeños compuestos de varias partes encastrables– es el objeto que simboliza al clan paterno en la generación anterior. La abuela se hace presente en el presente que es a la vez golosina y juego, para provocar "el encastre" transgeneracional.

El trabajo realizado por la terapeuta operó para destrabar la interdicción en la regulación de proximidad padre-hijo, y ofreció una salida de resolución del conflicto priorizando la salud del menor.

El CUERPO se transformó en un puente que posibilitó jugar las emocionalidades padre-madre-hijo para revisar apropiadamente las relaciones pasadas y reconducirlas hacia el bienestar.

Diana Paris

EL JUEGO CORPORAL COMO SOPORTE Y VEHÍCULO DE LA REVINCULACIÓN PARENTAL

María Angélica Familume

Introducción

En este trabajo se pretende transmitir la experiencia de revinculación de un niño con su padre luego de tres años y medio sin tener contacto alguno entre ambos por disposición judicial.

La familia tiene una organización interna con jerarquías donde quedan distribuidos roles, funciones y el poder, entendido éste como la capacidad de influenciar en las creencias, actitudes y conductas de los otros.

Cuando nace una persona con discapacidad, como en el caso que se presenta y sumado a que se trata de una familia monoparental, las funciones y roles asumidos por los distintos miembros que la componen, necesitan reestructurarse para poder aceptar lo no esperado y, a su vez, considerar el estrés y el agotamiento que produce tener que criar un niño con Trastorno del Espectro Autista (TEA), que recae sobre un solo adulto.

El patrón de alteraciones que ofrecen los cuadros de autismo (deficiencia social severa, anomalías del lenguaje, conductas ritualizadas y deficiencias simbólicas) constituye un perfil anómalo que se observa también en otras deficiencias del desarrollo, en especial aquellas que se caracterizan por limitaciones importantes en las capacidades sociales y comunicativas (Belinchon *et al.*, 2009).

Asimismo, se considera la presencia de un padre ambiguo que admite la existencia de una problemática pero que cree que todo va a resultar mejor con el crecimiento y su presencia en la vida del niño, y de una madre negadora que si bien ve la problemática (se la informan los profesionales que atienden al niño –psicóloga, psicopedagoga y fonoaudióloga– y la propia escuela que ya no lo admite para el año siguiente), reacciona con intolerancia al trastorno y un juicio crítico hacia el medio que rechaza a su hijo.

Es importante que se observe el deterioro primario de la parentalidad que no permitió construir una identidad y una narrativa familiar que, al igual que la personalidad individual, se articula con términos de mitología y organización.

En tal sentido, Kaufmann (2010) se pregunta: ¿es posible, entonces, que el aislamiento inicial del niño se incremente cuando los padres no pueden reconocer quién es ese hijo ni reconocerse a sí mismos en él?

Tanto padres como hijos mejoran cuando encuentran una vía para dejar de lado el narcisismo y redefinen su función parental, pasando del aislamiento a la comunicación a través del lenguaje verbal, corporal y afectivo.

Haciendo una breve historia del TEA

Rivière (2002) realiza una clasificación de la historia del autismo dividiéndola en tres períodos: el primero, de 1943 a 1963, que denomina "enfoque psicológico-afectivo"; un segundo período, de 1963 a 1983, que llama "hipótesis cognitivas"; y un tercero, de 1983 a la actualidad, que da las "explicaciones psicológicas".

Kaner (1943) lo define como un trastorno del lenguaje que consiste en la utilización del pronombre personal de la primera persona "yo" o "me" y su sustitución por el pronombre personal de la tercera persona "él" o "le".

Por su lado, Lorna Wing y Judith Gould (1979) llegan a otro concepto clave. En un estudio realizado por ambas terapeutas, definen al autismo como "un continuo más que como una categoría diagnóstica, como un conjunto de síntomas que se puede asociar a distintos trastornos y niveles intelectuales, que en un 75% se acompaña de retraso mental, que hay otros casos con retraso del desarrollo, no autistas, que presentan sintomatología autista". Las autoras expresan que las alteraciones sintomáticas del espectro autista son las que definen esencialmente las estrategias del tratamiento, más que las etiquetas psiquiátricas, neurobiológicas y psicológicas con que se definen los cuadros.

Resulta interesante revisar el alcance del trastorno de manera diacrónica. Vasen (2015) hace referencia al DSM en relación con el término autismo desde sus inicios, describiendo el término desde:

- 1952 en el DSM-1, donde apenas se lo nombra y lo hace para describir "*síntomas de un diagnóstico diferente, la esquizofrenia*" y se refiere a los niños como "reacciones psicóticas en niños, que se manifiestan primariamente como autismo". También refiere a Kaner manifestando que su idea del autismo era bastante difusa.
- 1968 en el DSM-II, donde el término autismo aparece dos veces pero no para precisar un diagnóstico sino como rasgo de una conducta,

como *adjetivo*. Tipifica el *pensamiento autista o los comportamientos* atípicos, autísticos de repliegue o desapego.

- 1980 en DSM-III le da al autismo infantil la carta de ciudadanía. El autismo infantil se *sustantiva*; de aquellos Trastornos Generalizados del Desarrollo estudiados hasta entonces, ahora se le atribuyen seis rasgos: aparición antes de los 30 meses, retraso del lenguaje, patrones peculiares del habla como ecolalia, reversión de pronombres, respuestas bizarras de apego a objetos o de resistencia a cambios en ausencia de síntomas propios de la esquizofrenia.
- 1987 en la edición III-R donde el autismo deja de ser infantil para expandirse más allá de la infancia a otras edades, ahora bajo el nombre de *trastornos autistas*. Los síntomas recortados pasan de seis a dieciséis divididos en tres categorías: *comunicación, socialización y comportamiento estereotipado*. La mayor contribución del DSM-III fue la creación de la categoría *TGD no especificado* (PPD-NOS) que alojaba a muchos niños con síntomas leves o que no presentaban todos los planteados para el autismo o que presentaban muchos otros.
- En 1994 el DSM-IV complejiza aún más la precisión del diagnóstico al incluir dentro de los TGD un nuevo y recientemente popular diagnóstico: el rebautizado Síndrome de Asperger.
- Para el 2000, época de revisión del DSM-IV, los términos TGD y TEA se fueron convirtiendo en sinónimos, ambos eran parte del nuevo enfoque dimensional representado mejor en lo sucesivo por el espectro autista que consagra en el DSM-5.

En 2013 el DSM-5 propone cuatro grandes cambios:

- Primero: una única categoría dimensional: los TEA, categoría que es, a su vez, incluida en los trastornos neurocomportamentales.
- Segundo: desaparece la codificación multiaxial que permitía dimensionar la gravedad del impacto de los síntomas en la vida social, contemplado ahora en los *gradientes de gravedad* que especifican el cuadro.
- Tercero: la reducción de la tríada *comunicación, socialización y comportamiento*, a dos únicos dominios: los déficits de *interacción social y de comunicación* por un lado y los *intereses restringidos y los comportamientos repetitivos* por el otro.
- El cuarto cambio ha sido la posibilidad de que los TEA puedan ser categorizados junto con otras alteraciones como el ADHD, el trastorno del movimiento estereotipado, el TOC u otros trastornos mentales como la ansiedad y la esquizofrenia. De tal manera que el autismo puede estar presente junto con cualquier otro trastorno del desarrollo

o trastorno mental pudiendo cambiar el cuadro clínico de la persona a lo largo de los años.

Compromiso desde la psicomotricidad

Cuando un niño descubre el mundo que lo rodea, puede establecer las relaciones entre él y las personas, y a partir de ese reconocimiento aprende a descubrir sus espacios y sus límites. Una vez que tome conciencia de su cuerpo y lo domine se facilitarán los aprendizajes, como punto de partida para la orientación en el espacio. Se consigue así una mejor relación con sus padres y todo su entorno social.

Para Wallon (1976) los factores biológicos y sociales del desarrollo son necesarios e inseparables. El desarrollo del niño es concebido como resultante de las interacciones entre las condiciones neurobiológicas de la maduración y las condiciones sociales de relación. Dicho autor plantea estadios de desarrollo en el niño, con orientaciones y características para cada edad y lo expone a través de factores biológicos, afectivos, culturales y sociales. Asimismo, sostiene que el cuerpo es el soporte de las interacciones del niño en su entorno social. El niño establece primero relaciones con personas y luego con cosas y es por ello que se habla de lo tónico/emocional, y esto se observa en la interrelación entre el ajuste muscular y la actividad mental.

Bruner (1989) está en esta línea señalando que el pensamiento humano proviene de las estructuras mentales del individuo y la cultura en la que evoluciona, y que el adulto aporta al desarrollo del niño. Los cuidados, las comidas, los juegos, ayudan al niño a comportarse y adecuarse a su entorno.

Gatecel (2013), para tratar la relación en psicomotricidad, ha investigado la teorización de los autores clásicos sobre el desarrollo afectivo e intelectual del niño en referencia a sus aportaciones más dinámicas y sus implicaciones corporales y éticas. La autora introduce aquí a Winnicott (1896-1971), quien se refiere a "una madre suficientemente buena". La manera de sostenerlo, llevarlo, su regularidad y su dimensión contenedora transmiten seguridad al niño. En el trato, manejo, consideración, se observan los cuidados cotidianos que le transmite. Y el ofrecimiento del pecho en el momento adecuado es la satisfacción de la necesidad del momento. El objeto transicional aparecerá más tarde confrontando con la separación y la ausencia de la figura materna, entre la realidad interna y la externa, en una zona precisamente transicional.

También se refiere a Bowlby (1907-1990) comentando que, en su teoría, apego y alimentación están situados en el mismo plano: es el origen de una primera necesidad biológica. Se suceden cinco conductas de apego: la succión, el abrazo, el llanto, la sonrisa y la tendencia a ir hacia el otro. La teoría de Bowlby constituida por una trilogía titulada *Attachment and loss* (apego, separación, angustia y cólera, pérdida, tristeza y depresión) alumbra de forma nueva el origen y naturaleza del vínculo humano.

Además, hace hincapié en los aportes de Bion (1897-1979), quien postula que el nacimiento y la calidad de vida psíquica de un ser son tributarios no solamente de la madre o de quien ocupe su lugar, sino también de la vida psíquica de la madre y en particular de lo que él llama "su capacidad de ensoñación". La ensoñación describe el estado receptivo del espíritu a todas las proyecciones del objeto amado, y capaz de acoger sus "identificaciones proyectivas", buenas o malas.

Concluye con Anzieu (1923-1999) haciendo referencia a las funciones del yo-piel que es una superficie sobre la cual en el desarrollo normal, las zonas erógenas están localizadas y la diferencia de sexos reconocida. Es la función del sostenimiento de la excitación sexual. Siendo la piel una superficie de estimulación permanente del tono sensorial mediante excitaciones externas, y el yo piel una función de recarga libidinal del funcionamiento psíquico, de mantenimiento de la tensión energética interna y de su distribución entre los sistemas psíquicos. Cumple una función de inscripción de los trazos sensoriales táctiles.

Según Rivière (1998), en el ámbito social el niño con autismo generalmente es rechazado por los demás, por lo tanto, requieren de un ambiente estructurado y pautado que le permita interactuar con los otros.

El niño o la niña, para poder relacionarse y entenderse con los otros, debe aprender a ponerse en el lugar de otros, que es precisamente lo que lo dificulta ya que sus formas comunicacionales no son reconocidas por los otros, a lo que agrega la complejidad del lenguaje tanto a nivel expresivo como comprensivo, comprometiendo aún más la relación interpersonal y social.

Bottini (2010) propone pensar a la persona en su carácter bio-psico-socio-eco-cultural y tener en cuenta el desarrollo psicomotor como consecuencia de esta dinámica:

> (...) se trata de ver la particular dinámica de la interrelación de los subsistemas tónico/emocional-afectivo, motor-instrumental y práxico-cognitivo, constitutivos de la persona, en su interrelación con los sistemas familiar, institucional, sociocultural y ecológico, concibiendo el desarrollo psicomotor de la persona y sus posibles desvíos, como la resultante de esa compleja trama generadora de información, o sea, como resultante de una particular ecología propia de esta relación intra e intersistémica. (Bottini, 1998, citado por Bottini, 2010: 204)

Revinculación y familia

Siguiendo a Wallon, en el caso que nos ocupa, motricidad y emoción se constituyen como verdaderamente importantes en esta etapa del desarrollo del niño. Si se parte del hecho de que el niño ha dejado de ver a su papá entre los casi 2 años y medio y los 6 años, se observa una crisis y un difícil comienzo de la individuación y, a pesar de haber tenido a su mamá muy cerca, también se verifican dificultades para desarrollar una inteligencia práctica más discursiva y diferenciación de yo y el otro.

Pero todo esto ha comenzado mucho antes y tiene su inicio en la relación de la pareja ya que, si bien el papá lo ha reconocido, no ha querido convivir con la mamá y esto ha generado una animosidad de la madre y su familia proveniente de un núcleo muy tradicional donde el casamiento era una necesidad a la que el padre no se sometió.

Tampoco acompañó a la madre en la mayor parte del embarazo, aunque sí lo fue a conocer en su nacimiento y de allí en más comenzaron las visitas a la casa materna, lugar que era visitado también por la abuela paterna. Luego, por acción judicial comenzaron las visitas a la casa paterna hasta los dos años y medio, momento en que la madre interpretó, ante algunos comportamientos del niño, que había abuso sexual, por lo que interpuso una acción judicial.

Para lograr la revinculación del niño con su papá se utilizó la terapia de juego corporal como alternativa que permite a estos niños expresarse sin límites. De esta manera se le brinda al niño un apoyo emocional a través de la actividad lúdica que propicia el reencuentro con su padre y de su padre con él, descargando tensiones y ofreciéndoles la oportunidad de explorar roles y emociones.

Los mitos y los fantasmas nacen y se organizan en el curso de la historia familiar. Historias que surgen de las familias de origen de cada cónyuge y crea en la familia nuclear una red compleja de significados transgeneracionales. El tema de la pérdida es fundamental en estas familias y motiva y se asocia a vivencias emocionales relacionadas con las separaciones.

El silencio representado por lo no dicho, como si estuvieran tapándose permanentemente los labios con el índice, hace que la situación obre como un cerrojo que no permite que fluyan también las palabras a nivel familiar.

Desde la terapeuta se rastrean los hechos, se acepta la comunicación de un miembro de la familia (mamá), se cuestiona el contenido de los dichos y el sentido que se le atribuyen a los sucesos. Equivocados o no es lo que sustenta hoy la revinculación parental.

Desde la formulación estratégica se fue intentando verificar los acontecimientos y tratar de producir mejoría. La escuela estratégica considera la familia como un sistema complejo –y sí que lo es en este caso particular– diferenciado en subsistemas y la organización familiar en torno al síntoma del paciente identificado se toma como un enunciado analógico de estructuras disfuncionales.

Al decir de Minuchin y Fishman (2004), el abordaje estructural considera la familia como un organismo: un sistema complejo que funciona mal. El terapeuta socava la homeostasis existente, ocasiona movimientos críticos que empujan al sistema a un mejor funcionamiento. De tal manera que el abordaje estructural contiene elementos del esquema existencial y del estratégico.

Se intenta abordar el tema familiar desde el cuestionamiento, esto con la pareja parental y desde el juego, la revinculación con el holón padre/hijo.

En este caso, el cuestionamiento fue directo y explícito para reencuadrar el sistema familiar, moviendo a los miembros para que busquen respuestas afectivas, cognitivas y de conducta diferentes. Las técnicas que están al servicio de estas estrategias son la escenificación, el enfoque y el logro de intensidad. Se utilizó el juego como medio del logro del diálogo entre padre e hijo. Con estas intervenciones se intentó modificar las reglas o roles de la familia, manejados hasta el momento por la madre y la familia materna.

Por lo tanto, la estrategia consistió en no soslayar la investigación de los orígenes históricos de la interacción disfuncional y tomar el atajo de ensayar otras modalidades, más complejas, que prometieran un funcionamiento más sano. Las carencias nutricias en la relación con un progenitor pueden ser compensadas por el otro, pero no siempre sucede o no es suficiente para el niño; una personalidad madura no puede construirse sin los aportes emocionales de la nutrición relacional, que son el cariño y la ternura.

Las familias y sus derivadores acuden al terapeuta especializado cuando están atascadas en una situación que necesariamente demanda cambios. En este caso particular la cosmovisión compartida se había cristalizado y reducido a la exclusiva preocupación por la patología.

Ciro llega al consultorio

Carla y Pedro se conocen porque viven en el mismo edificio, él vive solo y ella con sus padres. Carla lo visita, en principio para conversar, luego intiman y de esa unión queda embarazada. Carla es abogada, al igual que sus padres, y tanto éstos como la educación tradicional y religiosa que ella recibió, exigen que se casen. Pedro no accede al casamiento, pero sí a reco-

nocer al niño, cuando nazca. Esto provoca una enemistad familiar; a pesar
de exigirle casamiento en varias oportunidades, Pedro no accede y tampoco
la visita durante el embarazo, solo se hace presente el día del nacimiento
del pequeño Ciro. Pedro sí reconoce al niño legalmente.

A pesar de las dificultades de ambas familias, Pedro y su madre visitan
al niño en la casa materna, y más tarde Pedro obtiene el permiso de llevarlo
a casa de su abuela paterna y de él mismo, con días y horarios acordados
judicialmente. Todo esto queda documentado con fotos que luego se agregan
al expediente judicial. Como el hecho de que Carla, conversando con su
suegra, percibe que dada una situación de su suegro, ya fallecido, padeciera
de abuso hacia niños y, viendo algunas actitudes de su niño que le sugieren
que pudo haber abuso sexual por parte de su padre, decide retirarlo y colocar
una denuncia de abuso.

Justifica la denuncia dada la –para ella– extraña conducta de su niño,
y no supo si atribuirlo a un abuso o a un trastorno de desarrollo que sí
tiene el niño. El pequeño, cuando tenía dos años y meses, comenzó a tener
retraimiento social, resistencia al cambio de personas y de ambientes, pre-
sentó dificultades para realizar juegos con otros niños o personas adultas. Se
observaron las siguientes conductas: sordo para algunos sonidos y sensible
para otros, besar brazos y mordisquear objetos, estereotipias de movimientos, ya sea de cuerpo completo o algunas partes específicas.

Con la denuncia de abuso sexual, el padre debe someterse a evaluaciones
psicológicas y no vuelve a ver a su hijo por tres años y medio.

A la edad de seis años y concurriendo ya a primer grado, en una escuela
privada común, el niño es derivado por orden judicial para realizar revinculación familiar, luego de ser comprobado que no hubo abuso sexual y sí
una patología de base, que ya venía tratando la madre desde los dos años.

Se realizó una primera entrevista con la madre del niño, luego con el
papá y finalmente con el menor. También se entrevistó a ambos padres,
en una sesión difícil y dolorosa, donde sólo acordaron las pautas para que
la madre trajera al niño a la terapia y el padre concurriera, ambos por
separado y sin saludarse.

La mamá pidió que en ningún momento quedara el niño y el padre a
solas, insistió en la presencia de alguien en la sesión porque temía por su
niño. Estuvo varios meses con esta preocupación, aunque igualmente cum-
plió en traerlo siempre a horario a las sesiones y sin faltar. Pedro tampoco
estuvo ausente. A mitad del tratamiento, que duró un año, y habiendo
tenido sesiones individuales con ambos padres, se le planteó a la mamá
que ella debía concurrir y participar de las sesiones de juego. No le gustó la
idea pero participó, primero desde un rincón de la sala de psicomotricidad

y luego integrándose con su estilo distante pero que en situación de juego olvidaba, y sonreía con las actitudes naturales de su niño.

Pedro, en gran parte de las sesiones traía un juguete para su hijo, también obsequios de su abuela. En oportunidad de cumplir Ciro los 7 años, se le festejó su cumpleaños en el consultorio de la terapeuta. No concurrió su mamá al festejo pero sí la abuela paterna, el hermano de su padre y su prima.

La primera sesión fue emocionante para todo el grupo, incluida la terapeuta, ya que el niño al llegar abrazó a su padre como si lo hubiera visto el día anterior. En las primeras sesiones al padre se lo veía muy emocionado y al chiquito muy demandante.

En atmósferas densas, como el caso que se trata, es dable ver juegos relacionales viscosos que vinculan a los actores entre sí, y por debajo descubrir trastornos psicóticos y expresiones psicosomáticas. Las narrativas de los miembros de un sistema convergen en una mitología, y en el caso de una familia como ésta, organizada por una patología, su mitología es escasa, precisamente por la rigidez familiar, el orgullo de casta y el fundamento religioso que los agrupa.

Precisamente en el trabajo realizado se ha pretendido la búsqueda de capacidades curativas contenidas en la familia, buscando una transformación de la realidad aprendida, donde este cuestionamiento puede recaer tanto sobre la respuesta de la familia al paciente identificado como a la reducción de las alternativas.

Enfocando la realidad hacia este papá que estaba fuera del sistema, al entrar en él, a pesar de la negativa de la madre, permitió mejorar el síntoma del paciente a partir de la posibilidad de intensificar el vínculo relacional que había quedado en suspenso durante tres años y medio.

En las familias organizadas en torno a una discapacidad, según el momento evolutivo en que se produzca la irrupción del problema, las identidades individuales se ven afectadas de modo muy diverso.

En este caso particular, al aparecer la discapacidad, la madre interpreta que hubo abuso y obra en consecuencia, alejando judicialmente al niño de su padre y por ende a la familia paterna, colocándose y colocando al niño como víctimas y definiendo a los demás como culpables, obrando con agresividad y marginando los afectos del niño.

Se puede hacer referencia a la "sinfonía musical" al decir de Linares (1996), cuando éste manifiesta que la organización familiar (en este caso particular, madre, abuela y abuelo materno) se ven afectada por una tendencia a la rigidización, y por ende a actuar de manera caótica. La danza terapéutica, agrega Linares, posee un repertorio variado de pasos, casi infinito, que el terapeuta debe dominar: la acomodación y el desafío. En el desafío también está involucrada la confrontación y es en la provocación terapéutica donde se encuentran ambas, buscando en el acto concreto del desafío con un componente personalizado que puede alcanzar a uno o a varios miembros de la familia.

Los distintos subsistemas reaccionan orquestadamente, uniéndose en una melodía común o funcionando solos, autónomos, como en este caso.

Si una definición de familia es "conjunto de personas que viven al abrigo de una misma llave" hay que reclamar al cerrajero. Al decir de Diana Paris, no es cierto que todos los miembros de una familia manejen la misma llave. En todo relato familiar hay puertas vedadas, cofres cerrados y puentes destruidos que impiden avanzar. Los secretos de familia…

Secreto, etimológicamente, viene del latín "*secretus*" que deriva del verbo "*secernere*", que quiere decir "poner aparte, separar, segregar, aislar, discernir, dividir, seleccionar"(Paris, 2014).

Darse cuenta alivia porque se sabe. Saber permite analizar y comprender. Sin verdad se construye sobre la arena movediza. Y cada generación le arruina la existencia a la siguiente. Con relación a las fechas, hay familias en las que algunos episodios traumáticos se vuelven cuestión de almanaque. Paris acota que el sujeto se debate entre la fidelidad al clan y lo sufrido por los mayores, o por transformar la vivencia del mandato y liberarse. Cuando triunfa la lealtad invisible al clan, fracasa el sujeto.

Se sobrevive pagando diversos precios. El cuerpo y la psiquis se inmolan ante lo que debe permanecer callado. Los especialistas en el tema –Schüzenberger, Tisseron, Abraham, Torok, Dolto, entre otros– afirman que lo indecible en la primera generación se transforma en un innombrable en la segunda y en un impensable en la tercera. Es la base de la teoría transgeneracional.

Se observará que es en la tercera generación donde se hace evidente lo callado, como ser adicciones, problemas psicosomáticos y psicosis, entre otros. Asimismo, los niños que sufren de psicosis actúan de antenas para sus padres y el grupo familiar que lo rodea, buscando captar la señal que se les estaba negando.

Desde el hacer a través del juego corporal

El rol del terapeuta consiste en preparar a los padres para convertirlos en agentes terapéuticos del niño. Este trabajo creativo e integrador ayuda a los progenitores a esclarecer el campo de acción, tarea muchas veces agotadora, por la resistencia de ellos mismos que establecieron determinado tipo de relación con el niño y que hoy no les resulta favorecedora de su desarrollo.

Gregory Bateson ha planteado el tema del "doble vínculo", que trata de repetidas secuencias, orales o no, donde los adultos imponen al niño mensajes, muchas veces incongruentes, donde desde lo verbal se le otorga la libre elección y el castigo por las consecuencias de la elección que transgrede el deseo de los padres (Ajuriaguerra, 1970).

Todo el sistema familiar está involucrado en esta relación, donde se juega el apego, la educación y el aprendizaje de las habilidades sociales. Este aprendizaje, que comienza en la familia, se traslada más tarde a la escuela y la relación con los actores extrafamiliares que contribuyen a formar su identidad.

En el niño, la estructura motora (cognitiva y afectiva) constituye una totalidad y es a través de las acciones que el niño se relaciona con el mundo externo y lo conquista, y lo puede hacer porque sus acciones parten de un fondo emocional permanente constituyendo así una unidad psicomotora. Por lo tanto, el abordaje debe ser global para permitir al niño ser más comunicativo, creativo y abierto al pensamiento operativo (Bottini, 2010).

Cabe destacar aquí que el niño cuando veía a su papá lo abrazaba y le pedía el regalo y juntos tomaban un jugo y las galletitas, que en un inicio les daba la terapeuta, ya que el pequeño comentaba que su "pancita tenía hambre". Cada sesión se repetía el ritual del inicio, ahora con el padre trayendo el jugo, las galletitas y el Kinder (chocolate en forma de huevo) que enviaba la abuela paterna y se sentaban a merendar. Aquí se trabajó mucho la mirada y la atención dispersa del pequeño.

La elección del sistema sobre el cual intervenir debe combinar los tres niveles: el subjetivo, el contextual y el sistémico, sin permitir que ninguno predomine para no violentar a los restantes, en todo caso, negociando con ellos y equilibrando la forma para lograr una mejor eficacia.

La escuela, en la mayoría de los casos, es la entidad que comunica las dificultades tempranas en el aprendizaje de los niños, pero debe tenerse en cuenta que no diagnostica, aunque sí puede acompañar en las separaciones de los padres, nacimiento de un hermanito y cualquier otra circunstancia que rodee la vida emocional del niño que trae a la escuela su mochila familiar.

Se ha visto en el accionar del niño con su papá que la relación espontánea, a pesar del tiempo transcurrido, y aún cuando el juego fue estereotipado en el inicio, dio lugar a una fluida interacción a lo largo del año de tratamiento.

El tema de que la escuela integre a niños con necesidades educativas especiales es otra cuestión a considerar. Cada caso debe ser visto en forma individual, requisito que parece muy dificultoso para la docente que tiene muchos niños en clase, y que para trabajar con niños con necesidades especiales necesita la asistencia de maestras integradoras que complementen su trabajo en clase.

La importancia del juego

La terapia de juego debe considerarse dentro del contexto de las experiencias cotidianas del niño y tiene más éxito cuando el pequeño satisface de manera adecuada sus necesidades básicas y existe la experiencia de una paternidad suficientemente buena (Winnicott, 1986, en West, 2000).

El juego es una comunicación simbólica que actúa como puente entre el conocimiento consciente y las experiencias emocionales. Los niños abarcan en él, lo misterioso, lo práctico y lo brillante de la vida cotidiana.

Al jugar con su papá, Ciro inauguraba un espacio de ritos para el vínculo mediante el juego. Repetía siempre lo mismo, abrazo al llegar, pedirle a su papá regalos y el Kinder de la abuela. Merienda y luego juego y más tarde el final de sesión, lo que le costaba un poco más ya que no quería irse. En los primeros encuentros al papá se lo veía muy emocionado.

Dentro del juego sensoriomotor, el niño pudo experimentar correr, saltar, tirar. El juego con los almohadones fue muy esclarecedor porque pudo jugar a tapar a su papá, escucharlo pedir auxilio y rescatarlo. Los juegos de encestar la pelota lo ponían muy inquieto y activo y no permitía que jugara otro, siempre quería hacerlo él y por supuesto ganar.

También intervino la madre unos meses después. Primero de manera distante, prácticamente afuera, para luego incorporarse al juego, olvidando rencores con el padre y disfrutando los tres de ese espacio que los unía como familia. De todas maneras la mamá, incluso al terminar la revinculación, pudo expresar que seguía reticente en referencia al contacto del niño con su papá.

Desde el juego simbólico, donde aparece el lenguaje, el niño pudo aunque en un inicio realizaba un juego estereotipado jugando con autos y una pista que le trajo su papá, adaptando los objetos de acuerdo a su juego. Asumiendo roles y personajes en general ficticios. Hablando en tercera persona y al principio sin mirar, cosa que fue mejorando notablemente con el curso de las sesiones. Usaba el tobogán del patio, que dada su altura, le permitía que los autitos bajaran desde lo alto con rapidez.

Desde lo cognitivo se apreció el desarrollo de los juegos de construcción: comenzó a jugar con su padre a armar rompecabezas, jugar con palos pequeños de golf, modelar con arcilla, pintar, juegos reglados. El papá en estos juegos lo ayudaba leyendo las instrucciones, dándole la oportunidad de que reflexionara, ofreciéndole elementos del quehacer educativo en la actividad lúdica. También fue un pedido del padre, transmitir su deseo de acompañarlo más allá del consultorio. Muchas veces el niño se retiraba llorando porque quería estar o irse juntos, los tres, pero su madre no lo permitía.

El papá solicitaba, por intermedio de la terapeuta, por ejemplo, ir a buscarlo a la escuela, pero su mamá no lo aceptó. Esto solo fue posible cuando al año del tratamiento el juzgado hizo lugar a visitas más amplias.

El juego da la posibilidad de realizar dos cosas: a) hacer extraño lo propio (acciones, pensamientos, sentimientos, hábitos, etc.), poner en foco de atención lo que uno da por sentado, verlo, entenderlo y así tener la posibilidad de cambiarlo; y b) entrar en lo nuevo (acciones, pensamientos, etc.) de modo de vivenciarlo, incorporarlo y tener nuevas alternativas de vida, conductas y pensamientos, para enfrentar situaciones desde diferentes lugares aprovechando los nuevos recursos adquiridos.

Es algo absolutamente fundamental, ya que proporciona placer, "un gran placer", al decir de Bruner (1989). Es un modo de socialización que prepara para la edad adulta. Resumiendo, el juego ayuda al niño a:

- Desarrollar actividades físicas.
- Descubrir lo que es yo y no yo.
- Entender las relaciones.
- Experimentar e identificar emociones.
- Practicar roles.
- Explorar situaciones.
- Aprender, relajarse, divertirse.
- Representar aspectos problemáticos.
- Adquirir dominio.
- No es sólo un medio de exploración sino también de invención.
- Mejorar su inteligencia.

Conclusión

Los síntomas de los niños, como en este en particular, reflejan el nivel de la díada conyugal, de allí que se alivien los síntomas si sus progenitores tratan sus propios problemas, para evitar que tomen el rol de protector de sus padres.

Aprender a vivir en armonía, a socializarse es un proceso que le lleva tiempo al niño y depende, la mayoría de las veces, del estado de ánimo de sus padres. Se sabe que es dentro del entorno familiar que el niño desarrolla su "self" y su autoestima.

El aprendizaje se produce en todas las edades y es gracias a la plasticidad de que goza el cerebro que puede adaptarse a las circunstancias cambiantes y a nuevas informaciones.

Este aprendizaje puede ser implícito o explícito, es decir que uno no es consciente de que aprende y no se da perfecta cuenta de ello. Cada sistema de memoria depende de un sistema cerebral diferente, como así también los momentos de su desarrollo.

En este caso en particular se priorizó que las intervenciones fueran funcionales a las necesidades del niño, a vincularse con el padre en un contexto real y afectivo sin descuidar que comprenda el mundo físico y social y se haga entender cada vez mejor.

Vale recordar que el niño no vio al padre por tres años y medio y lo recibió y saludó como si lo hubiera visto el día anterior. La memoria que implica a la corteza frontal y el hipocampo es la memoria episódica, de tal manera que sin recordar cómo lo han aprendido, cabe pensar que recuerda algo si ha participado o ha sido testigo de ello.

Y fue a través del juego corporal, *"que lo que entonces resulta es una causalidad circular de efecto recursivo entre el juego y el cuerpo, o sea, el cuerpo se construye en el espacio lúdico fundado en las relaciones tempranas de la persona, a la vez que el juego siempre remite al cuerpo quien al ponerse en juego se construye a sí mismo en permanente interacción con los otros"* (Bottini, 2006: 110).

Importante fue en este caso ayudar al niño a poder entender las diferentes maneras que sus padres utilizaron para dirigirse a él. Al propiciar las intervenciones en los primeros encuentros del niño con su padre, al comprobar la soledad del niño, al mismo tiempo se observaban las mismas dificultades del padre para saber lo que el pequeño pensaba, sentía o deseaba.

El proceso de tender puentes entre lo conocido y lo nuevo, dentro del marco de la comunicación, supone la intersubjetividad. De acuerdo con Vygotski (en Rogoff, 1990), la intersubjetividad proporciona el fundamento de la comunicación y a la vez apoya la comprensión infantil hasta las informaciones y actividades nuevas. "La palabra es la manifestación más directa de la naturaleza histórica de la naturaleza humana".

El proceso de construcción de realidades se vehiculiza a través del lenguaje y es a través del mismo que podemos definir y analizar las reglas. Interpretando la cultura autista, donde el padre en este caso particular, se convirtió en el intérprete de los gustos, formas de relacionarse con los objetos y las personas.

Para finalizar, es oportuno recordar aquí a Gregory Bateson cuando dice "las fronteras del individuo no están limitadas solo por su piel, sino que incluyen sus vínculos interpersonales y sus prácticas sociales" (Ceberio y otros, 2011).

Referencias bibliográficas

Ajuriaguerra, J. (1970). *Manual de Psiquiatría Infantil.* Barcelona: Toray Mason.

Belinchón, M.; Igoa, J.M. y Rivière, A. (2009). *Psicología del lenguaje. Investigación y teoría.* Madrid: Trotta.

Blakemore, S. y Frith, U. (2007). *Cómo aprende el cerebro. Las claves para la Educación.* Barcelona: Ariel.

Bottini, P. (2010). Los trastornos psicomotores desde el pensamiento complejo. Consecuencias conceptuales y clínicas. En P. Bottini (comp.), *Psicomotricidad: prácticas y conceptos.* Buenos Aires: Miño y Dávila editores.

Bottini, P. (2013). *Las prácticas y los conceptos del cuerpo. Reflexiones desde la psicomotricidad.* Buenos Aires: Miño y Dávila editores.

Bruner, J. (1989). *Acción, pensamiento y lenguaje.* Madrid: Alianza.

Calmels, D. (2001). *Del sostén a la transgresión. El cuerpo en la crianza.* Buenos Aires: Novedades Educativas.

Calmels, D. (1997). *Espacio habitado. En la vida cotidiana y la práctica psicomotriz.* Buenos Aires: D&B.

Camps, C. y Mila, J. (2011). *El psicomotricista en su cuerpo.* Buenos Aires: Miño y Dávila editores.

Cañeque, H. (1993). Funciones del juego. En H. Cañeque, *Juego y vida: la conducta lúdica en el niño y el adulto.* Buenos Aires: El Ateneo.

Ceberio, M. y Linares, J. (2006). *Ser y hacer en terapia sistémica. La construcción del estilo terapéutico.* Buenos Aires: Paidós.

Ceberio, M. y Serebrinsky, H. (2011). *Dentro y fuera de la caja negra.* Buenos Aires: Psicolibros.

Cyrulnik, B. (2006). *El amor que nos cura.* Barcelona: Gedisa.

Familume, M. A. (2008). Mi experiencia en el encuentro con niños. En A. Grimblat (comp.), *Consultoría en Argentina.* Buenos Aires: Georges Zanun.

Flèche, C. (2015). *El origen emocional de las enfermedades.* Barcelona: Obelisco.

Gatecel, A. (2013). *La psychomotricité relationnelle. Recherche en psychosomatique.* Paris: EDK, Groupe EDP Sciences.

Haley, J. (1999). *Terapia para resolver problemas: nuevas estrategias para una terapia familiar eficaz.* Barcelona: Amorrortu.

Kaner, L. (1943). Autistic disturbances of affective contact. *Nervous Child Journal,* 2, 217-250.

Kaufmann, L. (2010). *Soledades. Las raíces subjetivas del autismo.* Buenos Aires: Paidós.

Linares, J. L. (1996). *Identidad y narrativa. La terapia familiar en la práctica clínica.* Barcelona: Novagrafic.

Linares, J. L. (2006). Una visión relacional de los trastornos de la personalidad. *Perspectivas Sistémicas,* disponible en: [http://www.redsistemica.com.ar/personalidad.htm].

Linares Llorca, M. y otros (2002). *La práctica psicomotriz: una propuesta educativa mediante el cuerpo y el movimiento.* Málaga: Aljibe.

Minuchin, S. y Fishman, C. (2004). *Técnicas de terapia familiar.* Buenos Aires: Paidós.

Paris, D. (2014). *Secretos familiares ¿decretos personales?* Buenos Aires: Del Nuevo Extremo.

Paris, D. (2016). *Mandatos familiares ¿qué personaje te compraste?* Buenos Aires: Del Nuevo Extremo.

Rivière, A. (1998). *El tratamiento del autismo. Nuevas perspectivas.* Madrid: Instituto de Migraciones y Servicios Sociales.

Rivière, A. (2002). *IDEA: Inventario del Espectro Autista.* Buenos Aires: Fundec.

Rogers, C. (1995). *El camino del ser.* Buenos Aires: Kairós.

Rogoff, B. (1990). *Aprendices de pensamiento. El desarrollo cognitivo en el contexto social*. Barcelona: Paidós.

Sapir, M. (1996). *La relation au corps*. Paris: Dunod.

Sassano, M. (2013). *La construcción del Yo corporal. Cuerpo, esquema e imagen corporal en Psicomotricidad*. Buenos Aires: Miño y Dávila editores.

Scialom, P., Giromini, F. y Albaret, J. M. (2017). *Manual de estudio en psicomotricidad*. Madrid: CITAP.

Schnake, A. (Nana) (2015). *Los diálogos del cuerpo. Un enfoque holístico de la salud y la enfermedad*. Buenos Aires: Del Nuevo Extremo.

Seiref, L. (1993). *El cuerpo el espacio que habitamos*. Buenos Aires: Andrómeda.

Tallis, J. (comp.) (1998). *Autismo infantil: lejos de los dogmas*. Buenos Aires: Miño y Dávila editores.

Tallis, J. (comp.) (2012). *Los trastornos del espectro autista. Aportes convergentes*. Buenos Aires: Miño y Dávila editores.

Valdez, D. (2012). *Necesidades educativas especiales*. Buenos Aires: Aiqué.

Vasen, J. (2015). *Autismos: ¿espectro o diversidad? Familias, maestros y profesionales ante el desafío de repensar etiquetas*. Buenos Aires: Noveduc.

Wallon, H. (1976). *Los orígenes del pensamiento en el niño*. Tomo I. Buenos Aires: Nueva Visión.

Wing, L. y Gould, J. (1979). Severe impairments of social interaction and associated abnormalities in children: Epidemiology and classification. *Journal of Autism and Developmental Disorders*, 9, 11-29.

West, J. (2000). *Terapia de juego centrada en el niño*. México: Manual Moderno.

Wolder Helling, A. (2016). *El arte de escuchar el cuerpo. Decodificación biológica original*. Barcelona: Círculo Rojo.

CAPÍTULO 2
COMENTARIO DE APERTURA

Esto escrito de Pablo Bottini pone en evidencia un problema del paradigma pedagógico actual del proceso de enseñanza-aprendizaje en la escuela.

Esta problemática está basada en una relativa ausencia de participación del cuerpo y de la motricidad como punto de partida concreto y vivido para el desarrollo de los procesos simbólicos de aprendizaje, pero también en el déficit motivacional relativo a los procesos de comunicación que movilizan el deseo para apropiarse de los objetos de aprendizaje en un proceso relacional y social emocionalmente significativo, que pueda favorecer la retención de conocimiento y experiencia en el aprendizaje escolar.

El texto nos permite reflexionar sobre cuestiones relacionadas con la organización actual de una pedagogía des-corporeizada para los niños, y sobretodo sobre la importancia del juego como motor de desarrollo infantil en el encuadre de una visión psicomotora del desarrollo y de la pedagogía.

En verdad, el niño que no juega está de alguna forma enfermo. Jugar es un comportamiento espontáneo que necesita del establecimiento previo de un sentimiento de seguridad y de confianza.

Jugar implica una búsqueda y una creación permanente de la realidad, que estructura el psiquismo y los procesos mentales, define intencionalidad, sentimiento de responsabilidad y reciprocidad con el otro o con el objeto, en un movimiento externo e interno, que permite organizar la capacidad de comunicar y de expresar y organizar los sentimientos y de adquirir autonomía en el placer de hacer y de ser.

La autonomía se construye jugando con y en el espacio y el moviendo en un diálogo mantenido por el deseo de hacer con y hacer para. Los adultos muy frecuentemente miran el jugar como algo separado del aprender y en verdad el jugar debe de ser una premisa del aprender en un contexto de relación.

Es necesario que la escuela y el educador ayuden el niño a establecer conexiones entre el lenguaje de las emociones y el lenguaje verbal privilegiado por el adulto. Jugar debe ser la base para la construcción y comprensión de la regla, en un ambiente de contención afectiva y social en el cual, la disciplina forma parte del placer de estar y de participar. En esto sentido, los educadores deben de adquirir en sus procesos formativos, competencias de gestión emocional y de consciencia y autorregulación emocional y de empatía basados en su consciencia corporal y en la capacidad de percibir las señales corporales involucradas en los procesos de aprendizaje y en la relación pedagógica.

El texto de Pablo Bottini, nos permite un vuelo conceptual amplio sobre las principales contribuciones de las neurociencias, de la psicosomática, fenomenología, psicoanálisis y teorías cognitivistas para la comprensión del juego en el paradigma del desarrollo ontogenético.

En la parte final de su texto, nos presenta la necesidad de incorporar espacios de formación de este tipo en la capacitación de futuros docentes, a cargo de profesionales de la Psicomotricidad, lo que implica también que estos profesionales tengan en su formación contenidos de didáctica pedagógica para formar futuros profesores en el valor del Juego Corporal, con impacto integrado en los aspectos motor, cognitivo y emocional.

Pablo Bottini juega con las palabras y pone en juego nuestro pensamiento para permitir al lector jugar con la posibilidad de transformar la realidad educativa en un espacio de aprendizaje centrado en el placer de jugar. Y es un placer leerlo.

Rui Roque Martins

JUEGO CORPORAL Y APRENDIZAJES ENACTIVOS.
El valor y función del cuerpo en el proceso de aprender desde la visión compleja en Psicomotricidad

Pablo Bottini

> *"La primera idea que debe adquirir un niño para ser activamente disciplinado es la diferencia entre el bien y el mal; y la tarea del maestro consiste en ver que el niño no confunda el bien con la inmovilidad ni el mal con la actividad".*
>
> *María Montessori*

En diversos escritos y ponencias ya abordamos el tema del juego, y específicamente, el Juego Corporal, que nos convoca por nuestro quehacer psicomotor.

En varias oportunidades y en diferentes modalidades, hemos escrito acerca de él (Bottini, 2006a y b), así como también nos dedicamos a transmitir nuestras ideas acerca de la acepción de Cuerpo (Bottini, 2007 y 2013).

Resulta cierto que nos preocupó y aún nos ocupa, el aporte que la práctica psicomotriz puede hacer al ámbito educativo (Bottini, 2003 y 2006a). En un primer momento, dedicamos nuestros escritos y exposiciones públicas, a alertar acerca de lo conflictivo que puede resultar propiciar una educación basada en el Juego Corporal, dado que la escuela en tanto organización representante y transmisora del orden instituido (Varela, J., 1991; Schvarstein, 1992; Milstein y Mendez, 1999) tiende a ser refractaria, rechazar e incluso punir, las prácticas que a primera vista resultan ir en contra de ese aspecto de "su misión".

La "puesta en juego" del cuerpo en el espacio escolar, genera una "agitación" no siempre fácil de contener y mucho menos, fácil de comprender para quienes fueron formados de manera "academicista", y de forma más o menos consciente, reproducen la tradicional dicotomía "mente – cuerpo". Ven en ese despliegue de movimiento por medio del juego, algo incomprensible y hasta peligroso. Son varios los argumentos que se esgrimen, pero hay uno que es muy reiterativo: *"¿Cómo vas a imponer orden luego, si juegas con los niños?"*

No queremos olvidar en esta advertencia inicial, la tradicional oposición "juego – trabajo", basada en la homologación del proceso de aprendizaje con el del trabajo del adulto (Perrennoud, 1990). Esto presupone que el juego es algo "poco serio" y que el jugar es en realidad un "distractor" entre los verdaderos momentos de aprendizaje, los momentos "serios". Desde este punto de vista, el jugar queda relegado y circunscripto al momento del recreo o a la clase de Educación Física (Llorca y Llinares y Sánchez, 1998).

Rápidamente nos dimos cuenta que, si queríamos aportar algo desde nuestra experiencia, que inicie un camino de modificación del pensamiento imperante hasta ese momento en las organizaciones escolares (y que lamentablemente con muy poca variación, aún continúa), teníamos que pasar de la crítica al aporte. Y lo hicimos… nuestras charlas acerca de los beneficios centrados en lo que el Juego Corporal puede aportar al proceso educativo no se hicieron esperar. Con ellas nos dirigimos tanto a los que cotidianamente trabajan en las aulas con los niños y jóvenes, como a quienes deciden y arbitran los medios desde la función de conducción y asesoramiento en las organizaciones escolares.

En este escrito intentaremos plasmarlo "en letra de molde", para dejar la posibilidad que sus frases se lean y se relean y den así la oportunidad para que las ideas alrededor de ellas sean discutidas y amplificadas por medio de las reflexiones que de la práctica misma puedan surgir.

Evitaremos transitar caminos ya recorridos por colegas de la Psicomotricidad, no por creerlos estériles, sino por creer que debemos ligar aportes que resulten novedosos para la práctica psicomotriz, de cara a la búsqueda de nociones poco difundidas en nuestro quehacer.

También evitaremos recorrer caminos sabidos en relación al juego en general, ya que este capítulo no pretende ser un tratado acerca del mismo, sino llamar la atención acerca de lo que significa la puesta en juego del cuerpo en el ámbito educativo.

Nos asistirán en esta intención autores del ámbito del cognitivismo (Bruner, 1989, Rogoff, 1993), de las neurociencias (Iacoboni, 2010; Damasio, 2001, Ballarini, 2017) y de la neurociencia cognitiva (Tallis, 2012; Cervino, 2017), entre otros. Todos ellos representantes o pensadores de terrenos poco explorados y explotados como basamento nocional en Psicomotricidad.

Recurriremos también a autores clásicos de la Psicomotricidad, del Psicoanálisis y de la temática específica del juego, autores que resultan ser referentes para este tema desde sus posiciones teóricas.

Desarrollo

Antecedentes nocionales

El "coqueteo" de los diferentes actores de la organización escolar con el tema del juego y la aceptación del cuerpo es de larga data. ¿Por qué lo expresamos de esta manera? Porque una y otra vez escuchamos decir a aquellos que trabajan en educación, lo importante que resulta el juego para motorizar el aprendizaje. Luego, en la práctica, vemos otra actitud hacia él.

En el nivel de la educación inicial el juego es el recurso habitual, dada la edad de los niños y los objetivos del mismo. Pese a ello, contenidos que hasta hace pocos años eran propios de la escolaridad primaria o básica son ahora pretendidos e inculcados en el último año de la educación inicial. Esto contribuye a la violenta reducción de horas de juego y experimentación corporal de los niños. Vaya como ejemplo el hecho que se pretenda que los niños de cuatro o cinco años escriban su nombre, práctica basada en que ya pueden asociar un grafema con su correspondiente fonema.

Ahora bien, los que trabajamos en el apoyo de la adquisición de la lengua escrita sabemos que el hecho de lograr dejar plasmado mediante un gesto gráfico eso que el niño es capaz de "leer", no sigue el mismo proceso en uno que en otro caso. Bajo esa concepción, se limita la experimentación corporal amplia, bimanual y espontánea, dedicando tiempo de juego a aprender a escribir letras y números. De esta manera se deja de lado la utilización de recursos grafoplásticos, constructivos o lúdicos, que son requisitos básicos para el afianzamiento y definición de la lateralidad del niño, sustento necesario del grafismo.

Luego, llegada la etapa de la educación primaria, solo esporádicamente, con el objeto de captar la atención de los niños hacia un tema determinado, aparecen recursos lúdicos en las actividades pedagógicas. Con la excepción del espacio destinado a Educación Física.

Llorca Llinares se refiere a esto con toda claridad:

> El cuerpo es el gran olvidado en nuestras escuelas. La realidad que nos rodea nos pone de manifiesto la escasa presencia de espacios, recursos y formación para un adecuado desarrollo de trabajo corporal, que tiene escasa presencia en el currículo, o que se plantea desde una concepción esencialmente normativa y racionalista (...). (Llorca Llinares, 2002, citado por Bottini, 2003: 5).

Sin lugar a dudas, la concepción que del juego se tiene es muy limitada. ¡Y la que se tiene del aprendizaje, también!

Hilda Cañeque, especialista argentina en el tema del juego y el jugar, nos dice en su libro "Juego y Vida":

> Forma parte de la naturaleza intrínseca del juego la sensación continua de exploración y descubrimiento. Los descubrimientos son efectuados a partir tanto de los estímulos externos del mundo que rodea al que juega, como también de sus propias actitudes y tendencias. (...) el juego se presenta como un "banco permanente de pruebas" para niños, jóvenes y adultos. Como un tender continuo hacia la resolución de la situación problemática. (Cañeque, 1991: 62)

Y amplía la mencionada autora al respecto:

> El juego es el medio fundamental para la estructuración del lenguaje y del pensamiento. Al nacer el niño, los demás le juegan alrededor desde los primeros días, tal como si fuera un objeto lúdico. Desde allí, a partir de la broma propia del juego, el niño empieza a atreverse tanto a pensar como a hablar. (*Ibíd.*)

Concluyendo ella en que:

> El juego posibilita a la persona aprendizajes de fuerte significación. (...) En el clima propio de distracción que promueve el juego, los controles o defensas psicológicas se vuelven menos duras o más flexibles. (...) Entonces el individuo se permite acciones que antes le eran vedadas. (...) Estos esquemas de aprendizaje, instalados en un campo de juego, obviamente en razón de una altísima permisividad (...) son transferidos a la vida cotidiana. (*Ibíd.*)

Basada en su amplia experiencia en la realización de talleres de juego con personas de todas las edades y compilando el pensamiento de diversos autores sobre la temática, las palabras de la autora no dejan dudas acerca de que el jugar y el proceso de conocer no son temas que estén disociados, si no, ¡todo lo contrario!

Ya mencionamos en anteriores escritos (Bottini, 2006a y b.), a Donald Winnicott, referente indiscutido desde el Psicoanálisis respecto a la temática del juego.

Este autor, es sin dudas, quien más claramente aportó para pensar la importancia del juego en el desarrollo saludable de la persona: *"En el juego, y sólo en él, pueden el niño o el adulto crear y usar toda la personalidad, y el individuo descubre su persona cuando se muestra creador"* (Winnicott, 1993: 80).

Vale la pena aclarar que para el mencionado autor, el juego se desarrolla en lo que da en llamar: "Zona de Fenómenos Transicionales". Esta zona, que se instala entre el Mundo Interno y la Realidad, se constituye en base a la posibilidad que tiene el niño de desarrollar la capacidad de desplegar instancias simbólicas de pensamiento y acción.

Estas instancias, que son expresión de su genoma humano y de las relaciones tempranas de cuidado y juego con los adultos en Función Materna (Winnicott, 1990), se irán enriqueciendo en la medida que el niño crece y se desarrolla en un medio cultural diverso y estimulante. Lejos de desaparecer con el juego infantil, la Zona de Fenómenos Transicionales evoluciona con la persona, manifestándose en los actos creativos y creadores que la misma aporta en y para el incremento de la cultura a la que pertenece.

Pero claro… creatividad y juego parecen no tener peso suficiente ante la demanda insaciable de un contexto social cada vez más exigente, que mal interpreta la necesidad de los mismos en el desarrollo de los niños y homologa las características de la tarea de los adultos con las que deben realizar los pequeños.

Producto de este mal entendido, se desoyen y niegan las tradicionales formas de transmisión de saber y cultura.

Bárbara Rogoff, en su texto: "Aprendices del pensamiento" (1993), nos llama la atención al respecto. La autora mediante la comparación de diferentes pueblos, deja en claro que toda cultura arbitra los medios por los cuales pasan de generación en generación los "saberes y haceres" propios de cada región. Esta transmisión adquiere carácter corporal, lúdico y oral.

Rescatemos una vez más a Hilda Cañeque (1991), ella nos dice: *"(…) Estos esquemas de aprendizaje, instalados en un campo de juego, obviamente en razón de una altísima permisividad (…) son transferidos a la vida cotidiana".*

Otro autor muy considerado en el tema de la práctica psicomotriz y su relación con el aprendizaje, es Jean Piaget. Son muy conocidas las investigaciones de la Epistemología Genética, en base a cómo, a partir de las experiencias directas del niño sobre el contexto circundante, éste comienza a potenciar su capacidad cognitiva. De ahí la importancia que el mismo da al desarrollo de las praxias, ya que a través de la manipulación de los objetos que lo circundan y por medio de los "Procesos de Asimilación y Acomodación", el niño pasa de un estadio a otro en el desarrollo cognitivo. (Merani, 1979).

Para terminar este apartado mencionaremos los aportes de Wallon en relación al movimiento y el cuerpo en el desarrollo del conocimiento. Los mismos son amplios, pero no han visto una aplicación directa en el ámbito educativo. Sin dudas, influenciaron a muchas posturas pedagógicas de las dadas en llamar Pedagogías Activas. Fundamentalmente Wallon destaca el rol que desempeña en el desarrollo de la personalidad, la emoción y la cognición, el movimiento y el cuerpo, poniendo de relieve a la evolución de la función tónica como piedra angular, sustento y facilitador de ese desarrollo (Wallon, 1965).

Podemos sintetizar esta breve mención del autor mediante la siguiente cita de referencia: *"En cuanto a la investigación psicológica y educativa Wallon plantea desde el método dialéctico que Psicología y Pedagogía son inseparables, pues se trata de dos momentos complementarios de una misma actitud experimental"* (Prieto, 2004). La posición del autor se termina de comprender en su alcance cuando se menciona que para Wallon, ante todo el niño es un ser social, y que para el hombre resulta indisociable su condición y sustrato material, su cuerpo, y la sociedad, como hecho tangible que lo alberga, dando a ambos carácter mutuamente transformante. Esta postura anti dualista, se centra en la posición marxista de las reflexiones del autor, que enfocó sus trabajos aplicando los principios del Materialismo Dialéctico en sus investigaciones.

Verdadero antecedente de lo que hoy podemos "Epistemología de la Complejidad" (Morin, 1994), la siguiente cita deja muy en claro su pensamiento:

> Escindir al hombre de la sociedad, (...) como se hace a menudo, es privarlo de la corteza cerebral. Pues si el desarrollo y la configuración de los hemisferios cerebrales son los que distinguen con mayor precisión a la especie humana de las especies vecinas, este desarrollo y esta configuración se deben a la aparición de campos corticales, (...), que implican la sociedad, como los pulmones de una especie aérea implican la existencia de la atmósfera. Para el hombre la sociedad es una necesidad, una realidad orgánica. (...). El individuo recibe sus determinaciones de la sociedad, son un complemento necesario para él, tiende hacia la vida social como hacia el estado de equilibrio. (Wallon, 1982: 10)

Antecedentes nocionales más relevantes desde la Psicomotricidad

Respecto este tema, resulta insoslayable la mención de Jean Le Boluch y Bernard Aucouturier, dada la presencia y relevancia de sus aportes al campo de la educación desde un enfoque psicomotor.

El primero de ellos fue un destacado actor a la hora de plantear la importancia de la Psicomotricidad en el desarrollo de los niños y jóvenes, si bien no es estrictamente un psicomotricista, ya que dio en llamar a su postura: "Método Psicocinético". Respecto de él nos dice su autor: *"Es un método general de educación que, como medio pedagógico, utiliza el movimiento humano en todas sus formas"* (Le Boulch, 1979: 17).

El autor de referencia plantea la utilización sistemática del uso del cuerpo y el movimiento como recurso pedagógico esencial, ya que permite a los niños y jóvenes una posibilidad de intercambio y expresión que favorece tanto los aprendizajes cognitivos como los sociales.

Esta postura se basa en el carácter integrador y globalizador de la expresión psicomotriz, que enlaza la dimensión emocional, cognitiva y corporal, fomentando un desarrollo pleno de la persona.

Lejos de ceñir el uso de este método a la infancia, Le Boulch propone la aplicación del mismo en todas las etapas del desarrollo de la persona. Este método mejoraría la relación de la persona con y en su ámbito laboral, desarrollo de su vida familiar y de relación, del aprovechamiento del tiempo libre y de su proceso de envejeciendo, dado el carácter globalizador de la Psicomotricidad.

Postula así una serie de ejercicios y actividades que se adaptan al objetivo que se propone en cada ámbito de utilización y por medio de estos, fomenta el desarrollo de un adecuado esquema corporal y de una motricidad adaptada a la funcionalidad requerida. Se busca así la armonización con el contexto de expresión habitual de la persona. Desde luego, este proceso es el resultado de la aplicación desde la primera infancia de los principios y ejercicios del Método Psicocinético, en su carácter de método pedagógico y como modo de desarrollo de la vida en armonía y equilibrio.

Respecto Bernard Aucouturier, este autor tomó un camino destinado a resaltar el valor del juego en el desarrollo de los niños, dando en llamar a su práctica con su propio nombre.

Esto ocurrió luego de que decidiera separarse del trabajo compartido con Andre Lapierre, con quien realizara innumerables escritos acerca de su práctica en Psicomotricidad.

Durante muchos años se dedicó a trabajar conjuntamente con dos semiólogos franceses (Darrault y Empinet), desde la óptica de la Psicosemiótica. Este trabajo publicado en un texto ya clásico: *La práctica psicomotriz: reeducación y terapia* (Aucouturier, Darrault y Empinet, 1985), tuvo gran aceptación y continúa despertando interés en el ámbito educativo.

Planteado como una modalidad preventiva de la instalación de posibles trastornos psicomotores y del desarrollo psicoafectivo del niño, su pautado método, plantea una forma de aplicación muy sintónica con la modalidad organizacional escolar, dado que propone una sesión divida en diferentes momentos y espacios, separados y distinguidos de otros momentos de la vida escolar. *"El dispositivo espacial se estructura por*

medio de dos lugares (...) el primero dedicado a la expresividad motriz
y el otro a la expresividad plástica, gráfica y del lenguaje" (Aucouturier,
2004: 167).

En relación al dispositivo desde el punto de vista temporal el autor
nos dice:

> El *dispositivo temporal* se estructura por medio de fases sucesivas que
> se proponen a los niños para que puedan pasar por diferentes niveles de
> simbolización, para que puedan sentir placer en un itinerario de madura-
> ción psicológica, que podría resumirse en pasar "del cuerpo al lenguaje".
> El primer tiempo está reservado a la expresividad motriz (procesos de
> aseguración por medio del juego), el segundo tiempo para "la historia"
> narrada al grupo (proceso de aseguración por medio del lenguaje) y el
> tercero está dedicado a la expresividad plástica y gráfica. Estas fases se
> completan con el ritual de entrada y de salida. (Aucouturier, 2004: 168)

Estos momentos tan pautados y delimitados nacen ligados a la necesidad de que los semiólogos con quien se asoció Aucouturier en esa época,
puedan observar y registrar fenómenos recurrentes en ellos, única manera
de lograr aplicar el método semiótico. Sobre esas recurrencias es que se
pueden realizar inferencias observacionales. Con la grilla de observables
desarrolladas por el autor, se completa este intento de sistematizar la
práctica educativa en Psicomotricidad desarrollada por él.

Pese a los años que han transcurrido desde el lanzamiento de esta propuesta, sigue siendo una práctica novedosa y que distingue a las escuelas
que la instituyen, debido a que las mismas destinan un momento particular de su grilla horaria a la aplicación de esta modalidad de la práctica
psicomotriz, donde el juego y el movimiento son protagonistas.

La propuesta de Aucouturier no está sustentada en teorías específicas
del desarrollo cognitivo del niño, pese a la mención al placer del juego
sensoriomotor. Su objetivo está ligado en realidad, como lo mencio-
náramos párrafos arriba, a la prevención, de ahí el nombre con que su
creador la denominara: *"Práctica psicomotriz 'PPA' educativa y preventiva"* (Aucouturier, 2004: 145), y si bien menciona a lo educativo en su
propuesta, este aspecto se reduce al desarrollo de la capacidad simbólica
de manera difusa y general. Endeble argumento para convencer a una
resistente institución como la educativa, que busca perpetuarse en sus
modos prácticos (Perrennoud, 1990).

Desde luego, somos conscientes que esta apretada síntesis no agota
todos los aportes previos que se han hecho en relación al tema que nos
convoca. Así y todo, preferimos dar paso al apartado siguiente, en donde
nos avocaremos a rescatar nuevas aportaciones al mismo.

Valor del juego corporal en el aprendizaje.
Nuevas aportaciones

"Enseñar no es transferir conocimiento, sino crear las posibilidades para su producción o construcción. Quien enseña, aprende al enseñar y quien enseña, aprende a aprender".

Paulo Freire

Nos proponemos ahora centrar nuestras reflexiones en aportes novedosos y poco explorados como sustento nocional para la práctica educativa, con acento psicomotor, mediante de la utilización del Juego Corporal.

Comenzaremos este recorrido haciendo mención a Jerome Bruner, quien en su libro: "Acción, pensamiento y lenguaje" (Bruner, 1989), da un lugar de privilegio al juego como generador de un tipo aprendizaje al que podemos dar en llamar, en sentido amplio, aprendizaje significativo. El mismo puede ser incorporado por el niño y recuperado a largo plazo, tanto para solucionar una tarea planteada en calidad de problema a resolver como para que le sirva de sustento para la resolución de un nuevo desafío, sea este cognitivo o práctico.

En palabras del autor: *"El juego no es sólo juego infantil. Jugar, para el niño y para el adulto…, es una forma de utilizar la mente e, incluso mejor, una actitud sobre cómo utilizar la mente"* (Bruner, 1989: 219).

Esta breve pero contundente aseveración, con la que el mencionado autor termina el capítulo: "Juego, pensamiento y lenguaje" (Bruner, 1989), es el resultado de la investigación que con niños de nivel preescolar él realizara.

En ella, los niños fueron colocados ante un objeto que debían acercar hacia ellos, cosa que no podían hacer de forma manual, por la distancia en que se encontraba dicho objeto. Se les proveía entonces una vara dividida en segmentos que podían ser unidos unos a otros mediante pinzas y cuerdas, para lograr su máxima extensión, y así lograr arrastrar el objeto hacia sí, cumpliendo la consigna propuesta.

Se asignó la tarea a tres grupos diferentes de niños. Al primero de ellos se les dio tiempo para jugar con los elementos (varas, cuerdas y pinzas), manipulándolas antes de proponerles la tarea. Al segundo, se le dio una pequeña demostración pedagógica de cómo unir los elementos, y al tercero, solo se les explicó verbalmente cómo era el material que se les proporcionaba. Los niños de los tres grupos tenían el mismo tiempo de exposición al material antes de plantearles el problema.

La conclusión a la que el autor arriba, luego de realizada la experiencia, es que los niños del primer grupo, aquellos que pudieron manipular y jugar con los elementos de manera libre y lúdica, lograron resolver la tarea de forma más exitosa. Esta conclusión se basa en que las estrategias utilizadas, fueron más sencillas y eficaces desde el inicio, y en la tolerancia a la frustración ante los fracasos previos a la resolución del problema. Incluso, se mostraban más permeables a recibir sugerencias en forma de "claves", dadas por los adultos presentes.

Bruner da en llamar a este grupo: *"los «verdaderos jugadores»"* (ibíd.: 214), y no duda en que fue la posibilidad de jugar, manipulando el material, lo que posibilitó la resolución del conflicto de forma más fluida.

Vale la pena ahora hacer mención a otro capítulo del autor que está en el mismo libro que se llama: "Acerca del desarrollo de los sistemas de representación" (Bruner, 1989). En este capítulo, el autor llama la atención sobre la evolución de los sistemas de representación que se instalan en el desarrollo de la capacidad cognitiva.

Hay tres tipos de sistemas de representación que operan durante el desarrollo de la inteligencia humana, y *cuya interacción es esencial para este.* (...) Estos tres modos son (...) la representación enactiva, la representación icónica y la representación simbólica; conocer algo por medio de la acción, a través de un dibujo y mediante formas simbólicas, como el lenguaje. (Bruner, 1989: 122. El resaltado es nuestro)

Y dice previamente el autor: *"La representación, o un sistema de representación, es un conjunto de reglas mediante las cuales se puede conservar aquello experimentado en diferentes acontecimientos."* (ibíd).

Comenta además que la representación de un suceso es siempre selectiva, dependiendo de la actividad que uno pretende resolver y del contexto cultural en que esta se despliega. Si nos remitimos al ejemplo dado anteriormente, del problema de atraer hacia sí un objeto distante mediante el uso de una vara y otros elementos dados, sin dudas, el hecho de favorecer un tipo de juego previo de tipo manipulativo, facilitó una representación de tipo enactiva que permitió la eficacia en la tarea posterior.

Lo interesante de comprender en relación a este planteo, es que los sistemas de representación se van "montando" unos sobre otros. *"El desarrollo* (de los sistemas de representación) *no supone una secuencia de etapas, sino un dominio progresivo de estas tres formas de representación y de su traducción parcial de un sistema a otro"* (ibíd.: 123. La aclaración es nuestra).

O sea, que empezamos a estar en condiciones de afirmar que mediante el Juego Corporal –que fomenta la representación de tipo enactiva, dado que como ya dijéramos en anteriores escritos nuestros: *"No hay juego que no sea corporal"* (Bottini, 2006a)– y según la etapa de desarrollo cognitivo en que el niño se encuentre, las tres formas de representación se pondrán en juego. Esto favorece la posibilidad de generar "un conjunto de reglas", que permitirán conservar la experiencia realizada, ya que, en este tipo de juego, el predomino de la representación enactiva está siempre presente. En las diferentes instancias de la sesión de psicomotricidad educativa, se enlazan entonces las tres formas de representación, la enactiva, la icónica y la simbólica (recordemos las etapas de las sesión propuestas por Aucouturier, a modo de ejemplo).

Podemos afirmar entonces también, que la práctica educativa con sustento psicomotor, permitiría una experiencia eficaz de aprendizaje. Además cumple con otro de los requisitos planteados por el autor: *"Y por último, y es algo absolutamente fundamental, el juego proporciona placer, un gran placer. Incluso los obstáculos que, con frecuencia, establecemos en el juego, nos proporcionan un gran placer cuando logramos superarlos"* (Bruner, 1989: 212).

El mencionado autor, destaca este factor como fundamental, ya que genera una vivencia distendida, que es propia del jugar, uno de los factores esenciales del éxito alcanzado por los *"verdaderos jugadores"*. Al respecto de este punto, y antes de avanzar con estos nuevos fundamentos, remitimos al lector a un escrito nuestro de años pasados: "Juego Corporal y función tónica. Práctica psicomotriz e intervención eficaz" (Bottini, 2006b)

Estamos en condiciones, también, de sustentar la "utilidad" del Juego Corporal en el aspecto de favorecer un registro corporal (o somático) placentero en la actividad de indagación cognitiva, rescatando la noción de "Marcador Somático" de Antonio Damasio.

Este autor, en su texto: "El error de Descartes" (Damasio, 2001), plantea la hipótesis de cuál puede ser el papel de la emoción en la toma de decisiones, y por consiguiente en la disposición positiva o negativa a encarar la resolución de un conflicto cognitivo.

Un marcador somático es un: *"(...) cambio corporal que refleja un estado emocional, ya sea positivo o negativo, que puede influir en las decisiones tomadas en un momento determinado"* (*ibíd.*: 165)

> Cuando un marcador somático negativo se yuxtapone a un determinado resultado futuro, la combinación funciona como un timbre de alarma. En cambio, cuando lo que se superpone es un marcador somático positivo, se convierte en una guía de incentivo. (*ibíd.*: 166)

Ahora bien, ¿cómo se manifiesta este marcador somático en el niño? Como un registro corporal de base emocional, no consciente la mayoría de las veces, que puede influir en su comportamiento ante el desafío cognitivo, basado en: *"(...) cambios vegetativos, musculares, neuroendó-*

crinos o neurofisiológicos" (Cervino, 2013: 31). Este estado corporal, se genera ante la angustia o el placer registrado por la desestabilización que plantea el encuentro con algo a aprender o una tarea novedosa a resolver, modificando a futuro circuitos neuronales en los que quedará inscripto. Este registro corporal, estará así "disponible" como un modulador ante los futuros desafíos cognitivos y toma de decisiones en general, ante demandas del contexto.

Pero volvamos al planteo de Bruner en relación a la noción de representación. Recordemos que el autor afirma que este sistema de reglas, como él caracteriza a la representación, permite: *"(…) conservar aquello experimentado en diferentes acontecimientos"* (Bruner, 1989: 122), y haciendo referencia a la función de la educación dice: *"(…) la educación (…) consiste en inculcar habilidades y fomentar la representación de la propia experiencia y del conocimiento, buscando el equilibrio entre la riqueza de lo particular y la economía de lo general (…)"* (ibíd.: 122).

Bien sabemos cuánto contenido escolar es olvidado por el niño a poco de serle transmitido, y los esfuerzos que año a año se deben hacer para que se logre recuperar aquellos que resultan fundamentales para su avance en el proceso de aprendizaje.

¿Cómo lograr entonces que esto se minimice? O mejor aún… ¿cómo se puede lograr el anclaje en la memoria de un determinado contenido para que esté disponible y logre ser recuperado cuando sea necesaria su utilización? Recurriremos a una reciente investigación llevada adelante por un grupo de biólogos argentinos.

Fabricio Ballarini, llevó al campo del aprendizaje humano una experiencia que se había realizado con roedores, para verificar si el fenómeno observado en estos se generaba también en humanos (Ballarini, 2017).

La experiencia consistió en ligar una actividad novedosa en un lapso breve anterior a la transmisión de un contenido escolar habitual (no más de una hora antes o después). Los resultados fueron asombrosos. El rendimiento de los niños y jóvenes que fueron expuestos a la actividad novedosa fue de un 60% de éxito. Quienes no atravesaron la misma, solo lograron un acierto del 20%. Estadísticamente la diferencia es muy significativa, ya que implica un mejor rendimiento del 200% de los primeros por sobre los segundos. Dicho cotejo se realizó mediante la administración de una prueba tomada al día siguiente de la enseñanza de los contenidos y un re testeo llevado adelante al mes y medio.

Esta experiencia se basa en un fenómeno que se da en llamar: "Etiquetado conductual", que lo que hace es generar, en caso de que la propuesta resulte particularmente interesante por su carácter novedoso, una síntesis de proteínas que permite fijar, incluso a largo plazo, el contenido formal que se asocia con la actividad.

Si bien Ballarini y equipo no plantearon en sí una actividad específicamente lúdica, el carácter de novedoso de la experiencia llevada a delante (lectura de cuentos, desarrollo de una clase novedosa de ciencias o de música) genera en los participantes un registro emocional similar al que se despliega en el juego…es más, si nos remitimos a la idea de Winnicott, en relación al destino del juego infantil, fenómeno desarrollado en la "zona de fenómenos transicionales" (Winnicott, 1993), debemos decir con él que la evolución de los fenómenos que ocurren en esa zona, es el del desarrollo cultural humano.

Vale la pena recordar también lo aseverado por Huizinga: *"(…) la cultura, en sus fases primordiales, 'se juega'. No surge del juego, (…) si no que se desarrolla* **en** *el juego y* **como juego**" (Huizinga, 2010: 220. Destacado en el original)

Postura rescatada hasta por el mismo Bruner en el afán de dejar en claro el valor que el juego tiene en relación al desarrollo cognitivo humano: *"Recordemos la hipótesis del gran historiador holandés Huizinga, según la cual la cultura humana ha surgido de la capacidad del hombre para jugar, para adoptar una actitud lúdica (…)"* (Bruner, 1989: 215).

A nivel personal, cada jugador tiene una vivencia placentera única (Merleau-Ponty, 2002) que se liga al contenido a aprender, mediante un proceso de base neurofisiológico dado en llamar: Procesamiento paralelo distribuido (Cervino, 2010). Dicho procesamiento es el sustento del funcionamiento de las redes neuronales, que permite la activación de diferentes zonas del cerebro al unísono.

Esto es lo que se da en llamar funcionamiento en red, y permitiría que se asocien contenido escolar con emoción, y que en caso de ser ésta agradable, permite el anclaje de dicho contenido a largo plazo (etiquetado conductual, Ballarini, 2017), generando disposiciones positivas desde lo somático y también desde lo psicológico, para la fijación de dichos contenidos (marcador somático, Damasio, 2001).

Este fenómeno es explicable gracias a una cualidad del cerebro humano, su plasticidad, entendida esta como: *"Cambios de estructuras y funciones producidos por influencias endógenas o exógenas que en cualquier momento de la vida puede sufrir un individuo"* (Buchwald, 1990, en Tallis, 1999: 23). Es así como cada experiencia por la que atraviesa una persona, genera una modificación parcial de sus estructuras cerebrales, asiento de su comportamiento dado a ver, y que se sostendrán a largo plazo, o no, en función de los fenómenos neurofisiológicos que venimos describiendo renglones atrás.

¿Qué propiedad confiere, entonces, dicha plasticidad neuronal a nuestro cerebro? La propiedad de registrar de forma durable en los circuitos neuronales las informaciones provenientes de nuestro entorno, y la de permitir que las experiencias vividas por cada individuo dejen huella en los circuitos neuronales. (...) se trata justamente de huellas moleculares y celulares dejadas a nivel de los mecanismos más finos del funcionamiento de las neuronas. (Ansermet y Magistretti, 2012: 33)

Y completan su idea al respecto de la Plasticidad Neuronal los mencionados autores con el siguiente comentario:

Estos mecanismos de plasticidad neuronal han sido estudiados especialmente en el contexto de los procesos de aprendizajes y de memoria, pero cabe pensar que pueden involucrar cualquier experiencia vivida por un individuo y, especialmente, lo que las neurociencias contemporáneas llaman memoria emocional. (*Ibíd.*)

Este fenómeno de carácter individual, la plasticidad neuronal, adquiere rango social por otro fenómeno que liga a cada persona con las otras que se relacionan con él. Estamos hablando de las Neuronas Espejo (Iacoboni, 2010), red neuronal que permite la identificación de la persona con lo que ve (o escucha) del comportamiento de los otros. Sustento de la empatía (posibilidad de resonar emocionalmente con los otros), gracias a ciertos circuitos de estas neuronas dados en llamar Circuitos Compartidos, definidos como:

(...) aquellas áreas que no sólo se activan cuando el individuo realiza una acción, recibe estímulos sensoriales o está inmerso en un estado emotivo, sino también al observar la realización del mismo acto, la percepción sensorial o implicarse en la situación emotiva de un tercero. (Tallis, 2012: 18)

Entonces, las aseveraciones de Winnicot y Huizinga respecto del juego como base de la cultura, no nos sorprenden ahora y adquieren, además, un sustento que permite superar los antiguos dualismos biología versus psicología. En definitiva, poder comprender al hombre en su unidad compleja, como ya hemos afirmado reiteradas veces, en su multicondicionamiento biopsicosocioecocultural. (Bottini, 1998). Pero no es este el momento de discutir sobre ello. Sugerimos al respecto sumergirse en la lectura de: "A cada cual su cerebro" de Ansermet y Magistretti (2012), autores de quienes habláramos párrafos más arriba.

Volviendo al valor del Juego Corporal como sustento del aprendizaje, no caben dudas, si nos basamos en lo escrito hasta ahora, de los sobrados beneficios de favorecer experiencias lúdico-corporales en el ámbito educativo, y esto abarca tanto al aspecto cognitivo como al emocional.

Pero debemos ser conscientes que hasta tanto la formación de los futuros docentes esquive incluir este tipo de experiencia personal en sus instancias de instrucción y capacitación, estaremos dejando al azar de la disposición de cada docente al juego, su efectiva implementación. Por eso, propiciamos se incorpore al juego y al jugar como una instancia de capacitación relevante en los institutos terciarios y universidades dedicados a la formación de los futuros docentes en todos los niveles y ámbitos.

Así lo hacemos, con sus matices locales, en la formación de grado y post grado universitario en Psicomotricidad, ya que somos conscientes de que nuestro cuerpo y su capacidad lúdica, son la principal "herramienta de trabajo" en el campo de la educación y la salud humana.

> (...) la formación personal parte de la persona y tiende a su cambio y transformación. En ella los alumnos reciben una formación que les permite desarrollar competencias para su futura práctica profesional como psicomotricistas. (...) vemos cómo esta formación produce una transformación en las personas, que trasciende sus competencias como futuros psicomotricistas y alcanzan a su ser personal, social y profesional, articulándose un cambio transversal. Los alumnos amplían su conciencia, su escucha y su disponibilidad a la hora de trabajar en otros ámbitos educativos o terapéuticos. (Camps y Mila, 2011: 185)

Estas palabras, rescatadas de una investigación dedicada a buscar factores comunes entre las formaciones corporales/personales en la capacitación de futuros psicomotricistas en universidades de Uruguay y España, dejan en claro la relevancia del impacto logrado en los participantes de la experiencia.

Por eso nuestra propuesta es la de incorporar espacios de formación de este tipo en la capacitación de futuros docentes, a cargo de profesionales de la Psicomotricidad dedicados a la educación y capacitación, dadas las competencias por ellos desarrolladas a lo largo de su propia formación.

A modo de conclusión

> *"Poco a poco llegamos a la conclusión*
> *de que la cultura se basa en el juego noble*
> *y que, para poder desarrollar su cualidad máxima*
> *de estilo y de dignidad,*
> *no puede perder este contenido lúdico"*
> Huizinga, 2010: 267

Hacemos nuestras estas palabras del renombrado investigador holandés. Se viene acumulando desde larga data las evidencias de la utilidad del uso del juego y la creatividad como factor de aprendizaje significativo y desarrollo saludable de los niños en particular, y de los humanos en general.

Pese a ello, seguimos reproduciendo sólo los aspectos racionales y restrictivos de pedagogías muchas veces no escritas, o fundadas en argumentos arcaicos y sin sustento.

¿Seremos capaces de superar estigmas tales como *"La letra con sangre entra"*? ¿Estaremos a la altura de dejar de confundir lo estricto con lo rígido en relación a la tarea de enseñar? Básicamente... ¿seremos capaces de ser aprendices de lo nuevo?

Saber capitalizar los avances que se están generando en los campos del saber que trabajan en pro de llevar luz a los fenómenos implicados en el aprender y conocer, es el desafío que nos propone esta época.

Pregonar, en lucha constante y desde cada campo de competencia, por una más actualizada forma de enseñar y aprender, es el horizonte que proponemos.

No hay para ello otra forma válida que no sea la de ser continuos aprendices. Desconfiar de lo conocido y sabido. Contrastarlo con una realidad que es vertiginosa y pródiga en descubrimientos permanentes. Bucear en ellos de manera honesta y cauta...no se trata de adoptar "la novedad por la novedad en sí". Se trata de ser críticos con nosotros mismos y con la realidad, cotejando la valía y sustento de sus propuestas. Siempre teniendo presente nuestro objetivo, crecer como profesionales y personas para favorecer el crecimiento de los demás.

Vaya este escrito a modo de aporte en ese sentido.

Argumentamos en él sobrados fundamentos desde lo bilógico, lo psicológico, lo social –lo antropológico, lo cultural–, pero sobretodo, buscamos transmitir las relaciones mutuamente enriquecedoras desde cada uno de esos campos de conocimiento y saber para adentrar al lector en un pensamiento crítico, base de la apuesta a la complejidad.

Para concluir este escrito citamos a Edgard Morin:

> Lo que el pensamiento complejo puede hacer, es darle a cada uno una señal, una ayuda memoria, que le recuerde: "No olvides que la realidad es cambiante, no olvides que lo nuevo puede surgir y, de todos modos, va a surgir". (...) cuanto menos mutilante sea un pensamiento, menos mutilará a los humanos. (...) Hay que recordar las ruinas que las visiones simplificantes han producido, no solamente en el mundo intelectual, sino también en la vida. (Morin, 1994: 118)

Referencias bibliográficas

Ansermet, F. y Magistretti, P. (2012) *A cada cual su cerebro. Plasticidad neuronal e inconsciente*. Madrid: Katz.

Aucouturier, B., Darrault, I., Empinet, J. L. (1985) *La práctica psicomotriz: reeducación y terapia*. Barcelona: Científico – Médica.

Aucouturier, B. (2004) *Los fantasmas de acción y la práctica psicomotriz*. Barcelona: Graó.

Ballarini, F. (2017). *Rec. Porque recordamos lo que recordamos*. Buenos Aires: Penguin Random House Grupo Editorial.

Bottini, P. (1998) *Psicomotricidad y autismo: una praxis compleja para un complejo trastorno*. En: Talis, J. (coord.) Autismo infantil: lejos de los dogmas. Madrid: Miño y Dávila.

Bottini, P. (2003). *Práctica psicomotriz e institución escolar: reflexiones críticas*. Revista Iberoamericana de Psicomotricidad y Técnicas Corporales. Universidad de Morón, Asociación de Psicomotricistas del Estado Español y Red Fortaleza de Psicomotricidad. Buenos Aires. Vol.3 (3) N° 11, www.iberopsicomotricidadum. com Consultado el 8/2/2018.

Bottini, P. (2006, a). *El juego corporal: soporte técnico-conceptual para la práctica psicomotriz en el ámbito educativo*. Revista Iberoamericana de Psicomotricidad y Técnicas Corporales. Universidad de Morón, Asociación de Psicomotricistas del Estado Español y Red Fortaleza de Psicomotricidad. Buenos Aires. N°: 22 Vol. 6 (2), www.iberopsicomotricidadum.com Consultado el 4/2/2018.

Bottini, P. (2006, b) *Juego Corporal y función tónica. Práctica psicomotriz e intervención eficaz*. Revista Iberoamericana de Psicomotricidad y Técnicas Corporales. Universidad de Morón, Asociación de Psicomotricistas del Estado Español y Red Fortaleza de Psicomotricidad. Buenos Aires. N°: 25. Vol. 7 (1). www.ibe-ropsicomotricidadum.com Consultado el 4/2/2018.

Bottini, P. (2013) *Todos los cuerpos, el cuerpo. Consideraciones críticas acerca de la acepción de cuerpo como fundamento ara las prácticas corporales y psicomotrices*. En: Bottini, P. (comp.) Las prácticas y los conceptos del cuerpo. Reflexiones desde la Psicomotricidad. Buenos Aires: Miño y Dávila.

Bruner, J. (1989) *Acción, pensamiento y lenguaje*. Madrid: Alianza.

Bruner, J. (1989) *Juego, pensamiento y lenguaje*. En: Bruner, J. Acción, pensamiento y lenguaje. Madrid: Alianza.

Bruner, J. (1989) *El desarrollo de los sistemas de representación*. En: Bruner, J. Acción, pensamiento y lenguaje. Madrid: Alianza.

Camps, C. y Mila, J. (Coord.) (2011) *El psicomotricista en su cuerpo. De lo sensoriomotor a la transformación psíquica*. Buenos Aires: Miño y Dávila.

Cañeque, H. (1991) *Juego y Vida*. Buenos Aires: Guadalupe.

Cervino, C. (2010) *Neurofisiología. Bases Neurofisiológocas de la Conducta. Tomo II*. Morón (Prov. de Buenos Aires): Praia.

Cervino, C. (2013) *Cerebro, libertad y determinación*. Revista de la Facultad de Filosofía, Ciencias de la Educación y Humanidades. Universidad de Morón. N° 19 y 20. Morón (Prov. De Buenos Aires) Páginas 13 a 31.

Cervino, C. (2017) *Neurociencia: cerebro, mente y conducta. Tomo II. Bases Neurobiológicas de la Mente y la Conducta*. Buenos Aires: Praia.

Damasio, A. (2001) *El error de Descartes. La emoción, la razón y el cerebro humano*. Barcelona, Editorial Crítica.

Huizinga, J. (2010) *Homo ludens*. Madrid: Alianza.

Iacoboni, M. (2010) *Las neuronas espejo.* Colonia Suiza: Katz.

Le Boulch, J. (1979) *La educación por el movimiento.* Barcelona: Paidos.

Llorca y Llinares, M y Sanchez, J. (1998) *Psicomotricidad y globalización del curriculum de educación infantil.* Archidona (Málaga): Aljibe.

Merleau – Ponty, M. (2002) *Fenomenología de la percepción.* Madrid: Editora Nacional.

Merani, Alberto (1979). *Diccionario de Psicología.* México: Grijalbo

Milstein, D. y Mendez, H. (1999) *La escuela en el Cuerpo.* Buenos Aires: Miño y Dávila.

Morin, E. (1994) *Intrducción el pensamiento complejo.* Barcelona: Gedisa.

Perrennoud, P. (1990) *La construcción del éxito y del fracaso escolar.* Madrid: Morata.

Rogoff, B. (1993) *Aprendices del pensamiento. (El desarrollo cognitivo en el contexto social).* Barcelona: Paidos.

Schavarstein, L. (1992). *Psicología Social de las Organizaciones. Nuevos Aportes.* Buenos Aires. Paidós.

Tallis, J. (1999) *Características de la lesión cerebral en niños. Acerca de la plasticidad neuronal.* En: Tallis, J., Tallis, G., Echeverría, H., Garbarz, J., Fiondella, A. M. Estimulación Temprana e Intervención oportuna. Madrid: Miño y Dávila.

Tallis, J. (2012) *Neuronas espejo, empatía, interacción social.* En: Tallis, J, (coord.) Los trastornos del espectro autista. Buenos Aires: Miño y Dávila.

Varela, J. (1991) *La maquinaria escolar.* En: Varela, J. y Alvares Uria, F. (comp.) Arqueología de la escuela. Madrid: La piqueta.

Wallon, H. (1982) *Orígenes del carácter en el niño.* Buenos Aires: Nueva Visión.

Winnicott, D.W. (1990) *Los bebés y sus madres.* Buenos Aires: Paidós.

Winnicott, D.W. (1993). *Realidad y Juego.* Barcelona: Gedisa.

Documentos en linea:

Prieto, J. L. (2004). *La teoría de Wallon.* En: [https://es.scribd.com/document/93431178/La-Teoria-de-Wallon]. Consultado el 17-04-2018.

COMENTARIO DE CIERRE

Pablo Bottini desde su extensa experiencia y bagaje teórico, vuelve a abarcar el tema del juego en la escuela; en este caso en referencia al aprendizaje enactivo, aquel que se construye desde una práctica. Puesto en escena fundamentalmente por F.J. Varela, este aprendizaje se presenta como alternativa al cognitivismo y al conexionismo; la castellanización del término inglés "to act", implica que más allá de las representaciones simbólicas hay un conocimiento que se estructura desde la acción en un contexto.

Es interesante mencionar que Varela utiliza el término "embodied", acción incorporizada, término inglés utilizado también por Gallese, uno de los principales investigadores del grupo de Parma, quienes hicieron conocer el sistema de Neuronas Espejo; tema al cual también se refiere Pablo.

En el caso de Gallese el término sería traducido como "simulación corporizada", refiriendo que la emoción del otro está constituida, experimentada y por ello directamente comprendida por este estado neural compartido y mediado por las Neuronas Espejo. No podemos dejar de marcar que estas referencias de Bottini a investigaciones modernas completan las teorías del aprendizaje, ya que las Neuronas Espejo son también mediadoras del mismo.

Pablo retoma el tema del juego y el aprendizaje en un momento en que en la sociedad moderna hay un replanteo del juego espontáneo y social, ya que prácticamente ha desaparecido en las ciudades el encuentro callejero de los niños, único lugar de despliegue de los juegos sociales abiertos, lo que habilitaría esencialmente a la escuela para este encuentro deseado. Por supuesto que el planteo del juego como instrumento de la enseñanza va más allá del juego espontáneo en los recreos; aunque el mismo también está en riego ya que en algunas muchas va predominando la norma de que "en los recreos no se puede correr".

Otra transformación paradigmática para el juego, es el cambio de los juguetes clásicos sobre los cuales el niño creaba las escenas imaginarias, por aquellos modernos, muy estructurados, técnicamente avanzados y altamente complejos en los cuales la interacción ya está diseñada por el fabricante y se altera la imaginación del niño por la de quien diseña el juguete, a tal punto, que el niño se convierte en un espectador pasivo, o en el mejor de los casos, en un repetidor rutinario de la misma interacción con el objeto de juego.

Por supuesto que no podemos omitir en este cambio de paradigma del juego infantil, con los riesgos que supone, la difusión masiva de pantallas y juegos electrónicos a los cuales lamentablemente son expuestos los niños incluso desde antes de caminar.-

Pablo ya nos había escrito sobre el juego y el desarrollo, lo cito: "…*hay una causalidad circular de efecto recursivo entre el juego y el cuerpo, o sea, el cuerpo se construye en el espacio lúdico fundado en las relaciones tempranas de la persona, a la vez que el juego siempre remite al cuerpo, quien al ponerse en juego, se construye a sí mismo en permanente interacción con los otros*".

En este trabajo que estamos comentando se explaya con claridad sobre el juego como estrategia escolar de construcción de aprendizajes, a la cual nosotros ya nos habíamos referido en nuestro texto de Juego y Salud… "*Así el juego estimula el pensamiento, la atención, la memoria, la creatividad infantil y genera zonas potenciales de aprendizaje. Numerosas investigaciones sobre desarrollo intelectual indican que un número de habilidades cognitivas, incluyendo medición, equivalencia, balance, conceptos espaciales, conservación, descentración, reversibilidad y clasificaciones lógicas, se fortalecen durante la actividad lúdica, especialmente en el curso del juego simbólico. Este juego imaginativo y creativo se convertirá en el factor decisivo del desarrollo posterior del pensamiento abstracto y la posibilidad de utilización de facultades racionales más complejas*".

Nos recuerda los aportes sobre la temática de diversos autores, como Piaget, Cañeque, Le Boulch, Aucouturier, Bruner y Winicott, referencia obligada cuando hablamos del juego. Este genial psicoanalista es quien profundiza la relación de juego y creatividad, sosteniendo que el juego no es absolutamente del orden subjetivo ni del objetivo, "*…en rigor el juego no es una cuestión de realidad psíquica interna ni de realidad exterior*; este espacio que denomina "transicional" es el espacio de la creatividad, y no es necesario insistir en la diferencia entre la propuesta de un aprendizaje memorístico y uno creativo.

También Bottini trae a la discusión la plasticidad neuronal, sostén biológico del aprendizaje, no solo al permitir la generación de nuevos contactos sinápticos, sino por modificación y cincelamiento de otros para generar los circuitos cerebrales de lo aprendido.

Obviamente los niños juegan por placer y no para favorecer su desarrollo intelectual; éste se da naturalmente y no en forma intencionada; no olvidemos que el niño aprende jugando pero no juega para aprender. Esta observación sobre el placer del jugar, ligada entonces a los aspectos emocionales de la actividad lúdica, es trabajada por nuestro autor para citar con precisión a Dalmasio y su teoría de los marcadores somáticos.

En conclusión, como ya nos tiene acostumbrados Pablo Bottini construye un artículo muy valioso para acercar los aportes anteriores de diversos autores y realizar el suyo en relación al valor del juego en la construcción del aprendizaje enactivo.

Jaime Tallis

CAPÍTULO 3
COMENTARIO DE APERTURA

Resulta muy interesante para los psicomotricistas el recorrido planteado sobre el tema del juego en este capítulo. La Dra. Cori Camps inicia el viaje con la caracterización del juego intentando rescatar la esencia del mismo más allá de sus formas y contenidos diversos, y más allá de la diferencia etaria de quien juega. ¿Qué tienen en común tal diversidad de actividades que habitualmente incluimos bajo el denominador común de juego? Quizás el sustrato común lo constituye el componente afectivo. Como dice J. Bruner, la característica distintiva puede no ser la conducta de modo neto, sino más bien la actitud de quien la ejecuta. Y se trata de una actitud vinculada a la libertad de expresión, al placer y a la creatividad. Además el juego deviene un laboratorio de comunicación social y una plataforma para el desarrollo psicomotor, cognitivo y emocional. Y esto es así para todas las edades de la vida. Sobre estas cuestiones profundiza la autora en la primera parte del capítulo, lo que supone una excelente plataforma para fundamentar el juego en la práctica psicomotriz.

La lengua inglesa posee dos términos para referirse al juego: *play* (juego libre) y *game* (juego estructurado). Los niños más jóvenes suelen preferir juegos del primer tipo y los mayores, especialmente los adultos, los del segundo. Cada uno se sitúa allá donde se siente más cómodo y capaz. A menudo los adultos llenan de contenido, reglas y seriedad los juegos de los niños, desvirtuándolos y haciendo decaer el interés por el mismo. Al hacernos adultos el sentido del juego se transforma y pierde las características de espontaneidad, flexibilidad y diversión. En este sentido, B. Caldwell habla sobre la paradoja del juego en el adulto: no sabemos jugar, pero como adultos deseamos enseñar a los niños cómo hacerlo. Estamos utilizando profesores equivocados.

Parece esencial, como bien plantea la autora del capítulo, revisar y trabajar sobre el juego como contenido central de la intervención psicomotriz y sobre la formación de los psicomotricistas en este ámbito particular. ¿Cómo ayudar a los psicomotricistas a ser buenos jugadores?

Analizando los estilos interactivos adulto-niño en situaciones diádicas de juego en un contexto educativo, se ha encontrado que el llamado "estilo ampliador" ("*extending style*") es el promotor de mayor capacidad y competencia en el niño. La intervención del adulto en este caso se caracteriza por: intervenir cuando ha captado la naturaleza de las intenciones del niño (diagnóstico de las intenciones), y ayudar a resolver problemas, incrementar la imaginación y la creación en el curso del juego (valoración de la cualidad imaginativa). Es decir, las actuaciones adultas se sincronizan con las intenciones infantiles y ayudan a elaborarlas.

La investigación sobre el juego del niño con el adulto sugiere que la implicación y la participación es la condición para encontrar el sentido al juego del niño. Los niños necesitan tiempo, oportunidad y aliento. La capacidad de perseverar nacerá también aquí. Es necesario que se produzca la mutua responsividad, que las interacciones constituyan auténticas transacciones bidireccionales, que niño y adulto se afecten mutuamente. De ser así el juego deviene una experiencia interpsicológica que aporta sentimientos de eficacia y competencia para ambos jugadores, y por tanto es promotor para ambos de autoestima positiva. Los significados que el niño construye en el juego y la estructura simbólica de su acción lúdica dependerán del apoyo que el adulto ofrezca al juego del niño, a su interés por él y al tipo de intervención que realice sobre el mismo. El papel del adulto se configura como elemento esencial para el desarrollo de competencias simbólicas que emergen en la acción conjunta, y también de valores y actitudes frente a las tareas y retos de la infancia, que el niño por sí solo tendría menos posibilidades de afrontar.

Los psicoanalistas infantiles han mostrado que los niños se valen de los juegos para dominar dificultades psicológicas muy complejas del pasado y del presente. Como diría B. Betthelheim, los juegos son el camino real que lleva al mundo interno consciente e inconsciente del niño. Si queremos entender su mundo interno y ayudar al niño en relación con él debemos aprender a andar por este camino.

Para formarse como jugadores competentes los psicomotricistan precisan reencontrar al niño que llevan dentro, y este reencuentro a veces sorprende, impacta, bloquea… Como explica Cori Camps, emergen las defensas para evitar recordar vivencias, emociones y momentos del pasado. Y aquí es cuando el psicomotricista debe afrontar el análisis de sus resistencias, resistencias a la espontaneidad, a vivir el placer y la creatividad, que describíamos antes como esencias del juego. Los psicomotricistas sabemos que nuestras proyecciones sobre el niño perturban la relación y limitan su progreso, y de aquí parte y se asienta el trabajo de la formación personal, trabajo inevitable y necesario. Resultan curiosas las observaciones de la autora en el sentido de que los alumnos se implican más al inicio de su formación ante propuestas de trabajo sobre la oposición. Parece que necesitan afirmarse y defenderse anticipando un camino que se presenta con incertidumbres y miedos, no sin razón, pero pronto descubren que se trata de un recorrido de crecimiento y transformación, que parte de la experiencia personal para habilitarlos en lo profesional. Y es una experiencia que nunca olvidan.

Cori Camps plantea a lo largo del capítulo un recorrido desde el sentido del juego hasta su inmersión en él por el psicomotricista, pleno de reflexiones profundas y bien documentadas por otros colegas y autores, por sus alumnos y su propia experiencia práctica de largo recorrido en la formación personal de psicomotricistas.

Felicito a mi estimada compañera y amiga por el capítulo que nos presenta, agradeciendo el tiempo y esfuerzo dedicado a su elaboración para que compañeros y alumnos puedan seguir progresando en la construcción y ejercicio de esta profesión.

Lola García Olalla

EL JUEGO CORPORAL CON ADULTOS:
el lugar del juego en la formación del psicomotricista

Cori Camps

> *"En mi casa he reunido juguetes pequeños y grandes, sin los cuales no podría vivir. Son mis propios juguetes. Los he juntado a través de toda mi vida con el científico propósito de entretenerme solo. El niño que no juega no es niño, pero el hombre que no juega perdió para siempre al niño que vivía en él y que le hará mucha falta".*
>
> *Pablo Neruda*

En este capítulo hablaremos sobre el juego en las personas adultas. Lo primero que nos preguntamos es: más allá de los juegos de mesa, las consolas, los juegos de azar o el juego vinculado a determinados deportes, ¿podemos pensar que el adulto juega? El adulto puede acompañar al niño en sus juegos o puede jugar a juegos reglados, que siguen reglas muy claras y definidas, pero ¿es capaz el adulto de jugar como un niño? Esta es la primera dificultad con la que nos encontramos: hay muy poca bibliografía sobre el juego con adultos.

Por otro lado, no es extraño escuchar a estudiantes, cuando les proponemos por primera vez que pueden jugar libremente, en asignaturas vinculadas a la Psicomotricidad, que aparezcan distintas reacciones: no hacer, mirar a otros y hacer como ellos, una risa artificial, o simplemente decirnos: "es que ya somos mayores para jugar".

En este capítulo me centraré en el juego corporal con adultos y, de manera específica, en la "formación personal", denominación que adoptamos de acuerdo con Bernard Aucouturier (1985, 2004, 2018). Esta formación, junto con la teórica y la práctica, constituyen los tres pilares profundamente interrelacionados de la formación del psicomotricista para la educación y la terapia psicomotriz.

Pero vamos a ir por partes: en primer lugar, retomaremos algunas de las funciones y características del juego de los niños y analizaremos si están presentes también en el adulto. A continuación, nos referiremos al juego como ámbito específico de la Psicomotricidad y al psicomotricista como necesario y experto jugador. Por último, nos centraremos en la formación personal y el papel del juego en la misma.

Características y función del juego en el niño y en el adulto

¿A qué remite el juego del adulto? ¿Tiene las mismas funciones que en el niño? Son muchos los autores que se refieren a las funciones del juego en el desarrollo infantil. Nos preguntamos si esas funciones seguirán vigentes en el trabajo con adultos dentro de la formación personal. Revisando las funciones a las que se refieren distintos autores, la mayoría de ellas quedarían restringidas a la infancia. Entonces, ¿qué función tendrá el juego en la formación personal, cuando sabemos que la mayoría de propuestas de dicha formación se basan en el juego? ¿Por qué el juego en la formación personal? Nos referiremos a ello más adelante, pero en este apartado nos gustaría destacar algunas de las características y funciones del juego, mencionadas por distintos autores, y ver si todas o alguna de ellas se darían también en la formación personal del psicomotricista.

Veamos brevemente las características del juego, según distintos autores y si éstas están presentes en la formación personal (Garvey, 1978; Linaza, 1992; García Olalla, 2015; Rota, 2015; Aucouturier, 2018):

- El juego proporciona placer. Vemos muchas expresiones de placer en las sesiones de formación personal, pero también algunas de displacer, según la implicación en el juego.
- Su finalidad es intrínseca, no tiene otras metas que no sea la propia acción lúdica. Predominan los medios sobre los fines. Puede darse, pero dependerá de la implicación del adulto en el juego. En muchos casos, el estudiante no se deja ir y su juego no responde a esta finalidad intrínseca.
- El juego es espontáneo o voluntario. No es obligatorio. En las sesiones partimos de propuestas abiertas que permiten que surja un juego libre.
- El juego implica una participación activa por parte del jugador. Igualmente con el adulto.
- El juego guarda ciertas conexiones sistemáticas con lo que no es juego… Resulta imposible definir el juego como un tipo o una serie particular de acciones. Es la organización específica de las conductas lúdicas lo que las diferencia de las que no lo son. En nuestro caso, será la expresividad psicomotriz de los estudiantes lo que nos permitirá comprender su experiencia.
- El juego sólo puede definirse desde el propio organismo inmerso en él, viene determinado por los factores internos de quien juega y no por la realidad externa. Tenemos indicios a partir de su gestualidad, de su expresividad, pero también a través de su diario de sesiones en el cual quedan reflejados estos factores internos.

En relación con todas las características del juego que hemos mencionado, vemos que si el estudiante en formación personal se implica emocionalmente en el juego, estas características están presentes. Pero sabemos que esta implicación no siempre surge o se mantiene. Nos referiremos a estas dificultades en el último apartado. Por otra parte, estas características pueden mantenerse da alguna manera, pero evidentemente no con la profundidad y significación que el juego tiene para el niño. Tal como afirma Aucouturier (2018), el juego es la forma de expresión privilegiada en el niño. Para él jugar es vital, porque jugar es vivir.

Las siguientes características o funciones del juego, aunque son específicas de la infancia, creemos que pueden seguir desarrollándose a través de la formación personal:

- Favorece el desarrollo integral y es un importante factor de aprendizaje, porque engloba aspectos motores, afectivos y cognitivos.
- Promueve la imaginación y la creatividad.
- Favorece la comunicación, el establecimiento y la consolidación de habilidades y destrezas sociales (el respeto, los turnos…) y un aprendizaje para solucionar conflictos. Este aspecto nos parece especialmente relevante en formación personal, pudiendo entrar los estudiantes en una comunicación más auténtica a partir del juego compartido.
- Permite resolver simbólicamente situaciones difíciles, y la realización simbólica de algunos deseos.
- Es un instrumento de control de las emociones intensas y permite la consolidación de hábitos como la perseverancia o la resistencia a la frustración.
- Ayuda en el proceso de identificación con el adulto y la identificación psicosexual.

Aucouturier (2018) se refiere a otra función del juego en el niño: es un potente proceso de reaseguramiento contra la angustia. Los juegos de aseguramiento profundo mantienen la seguridad afectiva del niño mediante la permanencia de una relación imaginaria con el objeto maternante. "Ayudar al niño a reasegurarse es darle la posibilidad de jugar libre y espontáneamente" (*ibíd.*, p. 58). Creemos que muchas de las propuestas que hacemos en la sala de Psicomotricidad durante la formación personal, que implican el juego, pueden tener también esta función de reaseguramiento frente a la angustia en personas adultas, permitiéndoles reactualizar angustias arcaicas inscritas en su cuerpo y en su psiquismo, y poder reasegurarse frente a las mismas.

Por tanto, nos parece que todos los aspectos de una u otra forma pueden evidenciarse en el juego del adulto aunque, tal como hemos comentado, dependerá de la implicación de cada persona en el mismo. Veamos a continuación algunas consideraciones en relación con el juego en el adulto.

Garvey se refiere al juego adulto y afirma que éste es, con frecuencia,

> bastante complejo y pueden estar presentes en él, simultáneamente, varios estratos de significación. Por otra parte, mucho de aquello que los adultos designan como juego ha sido "institucionalizado"; existen normas muy rigurosas para seleccionar quién puede intervenir, cuándo y dónde es permisible o cómo ha de hacerse. (Garvey, 1978: 19)

Supone que los aspectos del juego que describe pueden existir incluso después de la niñez, hasta la adolescencia o la edad adulta. En el mismo sentido, podemos retomar las palabras de Winnicott: "Todo lo que diga sobre el jugar de los niños rige, en verdad, para los adultos, solo que el asunto se hace de más difícil descripción cuando el material del paciente aparece principalmente en términos de la comunicación verbal" (Winnicott, 1971: 63). Pero si nos referimos al juego en la formación personal, en la cual se hace nulo o muy poco uso de la palabra durante las propuestas de trabajo corporal, no se daría esta dificultad a la que se refiere Winnicott y, por tanto, podemos entender que lo que acontece con relación al juego infantil rige también para los adultos en la formación del psicomotricista. Según Winnicott, entre el jugar de la infancia y el de los adultos no existe ruptura, sino transición.

Desde una óptica diferente encontramos el trabajo de Betty Caldwell (1986) sobre la significación del juego. Según Caldwell, el juego para el niño es una actividad espontánea, no seria, flexible, divertida, no literal y recubierta de fantasía. Y en cambio para el adulto el juego es no espontáneo, serio (incluso problemático), con reglas precisas, no divertido, literal y sin dosis de fantasía. Retomando a Caldwell, García Olalla (2015) habla en este sentido de la paradoja del juego: no sabemos jugar, pero enseñamos a los niños cómo hacerlo. Ahora bien, entendemos que Caldwell se refiere al juego reglado del adulto, pero en cambio, hemos constatado que cuando aparece el juego en la formación personal, sí que puede desencadenar diversión, fantasía, creatividad.

En relación con este aspecto de literalidad del juego, Garvey concreta que "todo juego exige a los jugadores que comprendan que aquello que se manifiesta no es lo que aparenta ser. Es esta actitud no literal la que permite que el juego presente unas consecuencias amortiguadas: en efecto, permite al juego ser juego" (Garvey, 1978: 14-19).

Bottini (2006a) menciona las funciones del juego (algunas las hemos comentado ya con relación a las características del juego) a partir de Cañeque, y creemos que todas ellas pueden relacionarse también con la formación personal. Vamos a verlo:

- Forma parte de la naturaleza intrínseca del juego la sensación continua de exploración y descubrimiento. Esto puede darse también en la formación personal. En el mismo artículo, Bottini señala que el juego se presenta como un banco permanente de prueba para niños, jóvenes y adultos.
- El juego es un factor de permanente activación y estructuración de las relaciones humanas. Dichas relaciones formarán parte igualmente del trabajo en formación personal, trabajo que se inscribe en un grupo cerrado de participantes, para asegurar la constitución y continuidad del grupo. La formación personal se vive en y por el grupo (Camps *et al.*, 2011). Las siguientes palabras de Bottini nos parecen totalmente aplicables a dicha formación: "En medio de climas con altos márgenes de libertad como es el juego, las personas se conectan mucho más allá de los prejuicios, estereotipos u otro tipo de ataduras sociales. Allí se preparan para los enfrentamientos sociales, las frustraciones, los miedos y el amor" (2006a: 109).
- El juego es factor de acción continuada sobre el equilibrio psicosomático, con un circuito autorregulable de tensiones y relajaciones. En formación personal, el contenido principal de nuestro trabajo remitirá al tono.
- El juego es un medio fundamental para la estructuración del lenguaje y del pensamiento. Aunque no con la importancia que esta función tiene en la infancia, en la formación personal, a través de la resignificación de las vivencias, a través de las verbalizaciones en el trío, en la memoria personal o en la rueda de verbalizaciones, permite también esta estructuración.
- El juego estimula en la vida de la persona una altísima acción religante. "Esto significa que conecta, liga o une escenas de juego con otras escenas vividas, de su propia historia y de la historia de la comunidad" (*ibíd.*, p. 109). La misma acción religante aparece en la formación personal: el trabajo corporal sobre el cuerpo real puede generar la aparición de imágenes, recuerdos sobre la propia infancia, sobre la propia historia, acompañado de una gran emocionalidad.
- El juego estimula una catarsis elaborativa inmediata. "Sólo el juego permite convertir lo siniestro en fantástico dentro de un clima de disfrute. Estimula la expulsión del conflicto y abre así nuevos espa-

cios internos para el conocer y el comprender" (*ibíd., íd.*). También
en formación personal, permite reelaborar lo vivido y comprender
aspectos de la propia historia.

• El juego posibilita en la persona aprendizajes de fuerte significación.
"En el clima propio que promueve el juego, los controles o defensas psicológicas se vuelven menos duras o más flexibles, entonces
el individuo se permite acciones que antes le eran vedadas (…) esos
esquemas de aprendizaje, instalados en el campo del juego, (…) son
transferidos a la vida cotidiana" (*ibíd., íd.*). Más adelante nos referiremos a estas defensas que aparecen al inicio de la formación y cómo
van desapareciendo a lo largo de la misma.

El juego: lo específico de la psicomotricidad

Antes de abordar el juego como aspecto central en la formación personal del psicomotricista, nos referiremos al juego como el aspecto que
define la especificidad de la psicomotricidad, tal como lo han venido
sosteniendo distintos autores que lo han abordado de forma magnífica.
Si lo específico de la psicomotricidad es el juego, será imprescindible que
el psicomotricista sepa jugar. Pero veamos de qué tipo de juego estamos
hablando. Es evidente que los psicomotricistas no han descubierto la
función terapéutica del juego incluso si éste puede ser considerado como
la clave de su trabajo. No podemos evocar el juego sin pensar en Winnicott, en Melanie Klein, en Freud, en Piaget… Pero el psicomotricista va
a utilizar el juego de una forma determinada. Vamos a referirnos a ello
en este apartado.

Imaginemos por un momento alguna escena de juego entre el niño y
el psicomotricista: el niño va saltando entre los cojines y de pronto dice
que se cae a un precipicio y el psicomotricista a su lado, se cae junto a él,
remarcando con su gestualidad el placer en esa caída, o, en otra escena,
el fantasma que aparece y que nos mata y cómo el psicomotricista esce-
nifica de forma magistral esa muerte, destacando la omnipotencia del
niño y volviendo a la vida para desculpabilizar la pulsión agresiva del
niño… Cualquier persona que observe esa escena y que sea ajeno a la
fundamentación teórica de la psicomotricidad, pensará qué es lo que
hace ese adulto jugando como si fuese un niño.

A ello se refiere Bottini: "Aquello que es propio y distintivo de la
práctica psicomotriz, el jugar 'cuerpo a cuerpo' en cada sesión, el co-
construir la melodía lúdica de cada encuentro, el desplegar la propia
disposición emocional-afectiva, y el contener la ajena, es paradójicamente

el aspecto más complejo de entender y menos eficazmente explicado" (Bottini, 2011: 12).

Pero es evidente que para poder "actuar" de esta forma dentro de la sesión, el psicomotricista debe estar totalmente presente, con su cuerpo y su emoción, para que ese juego pueda ser un verdadero juego compartido con efectos terapéuticos en el niño.

Jugar, eso es lo que va a diferenciar la intervención psicomotriz de otras formas de intervención educativa y terapéutica. Esa será nuestra especificidad. Pero, ¿cuál es esa forma de jugar que nos diferencia de otras prácticas?

Hablamos del juego del niño, pero también del adulto que comparte el juego con el niño, y la "forma especial de jugar", propia del psicomotricista. A este respecto, Papagna (2000) hace referencia a que, cuando reflexionamos sobre el lugar de la práctica psicomotriz, lo hacemos ubicando en un mismo espacio y en un mismo tiempo al niño y al profesional trabajando juntos. Lo común dentro de un espacio terapéutico es encontrar a un niño que juega; lo particular, y una de las características que nos diferencia de otras prácticas terapéuticas, es la de observar la inclusión e intervención del profesional en el juego corporal del niño desde nuestro propio hacer corporal.

Para Bottini (2006 a y b), la modalidad de intervención técnica propia y específica de la Psicomotricidad es el juego corporal, "como instrumento básico y primordial" (2006a: 110). Partiendo de él y centrándose en él, el juego corporal se constituye en un elemento troncal a partir del cual el profesional de la Psicomotricidad construirá modos de intervención ajustados a las necesidades de cada persona y grupo. Esto es el hacer psicomotor. Esto es lo que compete y distingue a nuestra práctica profesional. Bottini justifica la elección del juego como modalidad privilegiada de la intervención psicomotriz, porque es en el juego donde la persona, en su dimensión global, fluye libremente; el autor añade:

> La eficacia de la práctica psicomotriz basada en el juego corporal se debe a que de este modo y por este medio, el psicomotricista está trabajando los aspectos bio-psico-socio-eco-culturales condicionantes del desarrollo psicomotor de la persona, potenciando la capacidad creativa de la misma y co-construyendo con ella las estrategias más efectivas para el mejor avance y afianzamiento de su desarrollo en su condición global. (Bottini, 2006b: 114)

Nos parece muy interesante la justificación que Bottini hace del juego corporal como elemento central de nuestra práctica. Por ello, va ser muy importante que el psicomotricista se forme para este juego corporal.

Vamos a ahondar en ello más adelante, al referirnos a la formación personal del psicomotricista.

También Llorca (2006) se refiere al juego como el instrumento metodológico mediante el cual se articula la intervención del psicomotricista, un juego que hace referencia a la actividad corporal y simbólica que aparece en la sala de manera espontánea, y que se convierte en una actuación llena de significado para el niño y para el psicomotricista, pues en él nos cuenta su historia personal y afectiva, ofreciéndonos información sobre su desarrollo madurativo. En relación con esto, Papagna afirma: "Cuando los psicomotricistas nos incluimos en el juego del niño nos interesamos 'a tres vías', observamos a qué juega, cómo juega, pero fundamentalmente atendemos al contenido de ese juego" (Papagna, 2000: 129-130). Para ella, "el abordaje psicomotor privilegia el cuerpo dándole un lugar y un tiempo para que pueda, a través del juego corporal, producir acciones, sentimientos, gestos, posturas, actitudes en el medio en que se desenvuelve, favoreciendo la resolución de los eventos ligados a los procesos de maduración y desarrollo" (íbíd., p. 121).

Tal como hemos visto, Llorca se refiere al juego como instrumento metodológico. Papagna concreta este aspecto refiriéndose al juego corporal no solo como una técnica, sino también como una estrategia de abordaje en la terapéutica con niños, ya que favorece el desbloqueo de la expresividad, la comunicación y la creatividad.

Aucouturier (2018b) afirma también que la práctica psicomotriz se apoya en el juego espontáneo, que es por esencia una dimensión psicomotriz, porque reúne todas las sensaciones, la motricidad, la gestualidad, los fantasmas, las emociones… es la globalidad del ser; estamos en la dimensión psicomotriz, por eso utilizamos el juego espontáneo como acercamiento psicomotriz al niño.

Por su parte, Potel (2010) se refiere al juego psicomotor como un medio de integración de los límites psíquicos y corporales y la importancia de acompañar el juego en su progresión madurativa, siendo el juego compartido uno de los elementos claves, una de las palancas terapéuticas esenciales en la constitución de una envoltura continente. Asimismo, Potel (2010) se refiere al juego psicomotor como el medio privilegiado que permitirá al sujeto comunicar lo que todavía no es comunicable bajo una forma secundaria. Potel se refiere a la Psicomotricidad como un dispositivo terapéutico organizado alrededor de mediaciones, desde una orientación muy winnicottiana, y define lo que va a ser vivido con el psicomotricista como una actividad con valencia altamente simbólica, en un campo transicional que hace un enlace entre sí mismo y el mundo. Más adelante nos referiremos a este espacio transicional.

Joly (2008) alude también a la especificidad de la Psicomotricidad haciendo referencia a su nacimiento, retomando el "cuerpo en relación" de Ajuriaguerra o la "motricidad en relación" de Jolivet. En este sentido, retomamos la noción de "tonicidad o tono en relación" de Aucouturier (2018b), como aspecto específico del hacer del psicomotricista.

Joly sostiene que la intersección psicomotora es el anudamiento de una experiencia del cuerpo y de la motricidad, de un hacer y de un experimentar, en el compartir lúdico y relacional con el otro, en el placer compartido de un investimento cuyo valor es la implicación de un sujeto psíquico y con historia. Para él, la psicomotricidad es siempre una motricidad lúdica en relación, sino no sería más que una motricidad mecánica y neurocognitiva. Con relación a la especificidad, Joly (2008) afirma que esta experiencia de un "ser juntos", de un "hacer" y especialmente de un "jugar-con" devuelve como un eco este tipo de procesos de desarrollo a los procesos terapéuticos puestos en juego en las prácticas psicomotrices. Y añade que para él, la especificidad de esta terapia de mediación corporal se encuentra también fundada sobre la invitación y el compromiso en la interacción corporal, en la experimentación de un "cuerpo-en-relación" y sobre el acompañamiento transformador lúdico y simbolizante de la articulación esencial del cuerpo y del psiquismo. La finalidad de un proceso terapéutico en Psicomotricidad remitiría al placer de la experiencia de un cuerpo en juego, en relación y en conexión sentida con el otro.

Para Potel (2010), el psicomotricista, para poder acompañar al niño en su desarrollo y a nivel terapéutico, debe estar a la escucha del cuerpo y su lenguaje, pero además debe utilizar su capacidad para jugar. Desde la formación inicial, el psicomotricista está a la escucha del cuerpo, está habituado a organizar su pensamiento terapéutico a partir de esa mirada particular y específica sobre el cuerpo, considerado como un potente indicador de la personalidad y de sus afectos. El psicomotricista escucha, pero también utiliza su propio lenguaje corporal, su propio aparato psicosensorial como resonador de emociones y terreno de acogida de toda la sensorialidad proyectada, expulsada, de toda una corporeidad en sufrimiento o que necesita construcción y puntos de referencia. Pero el psicomotricista utiliza también su capacidad para jugar: el juego es uno de los motores potentes de integración, de elaboración y de transformación de experiencias concretas en material simbólico, que van a nutrir la inteligencia del sujeto y van a hacer que sea capaz de establecer concordancias entre eso que se vive, se toca, se siente, se experimenta, y eso que se piensa. El juego permite la comprensión, la interiorización. Es uno de los enlaces esenciales hacia la abstracción.

Pero, ¿cómo juega el psicomotricista? Potel (2010) utiliza la formulación hecha por Fabien Joly: "jugar con", para precisar lo que para el psicomotricista constituye su verdadera función terapéutica: "jugar con". Noción que Potel matiza a continuación. Ser psicomotricista es meter su cuerpo, sus emociones, su imaginario. El psicomotricista tiene un "saber-hacer" del juego. Pero ser psicomotricista no es tampoco volverse un fabricante de juego, un técnico o un organizador de lo lúdico, un reeducador del imaginario. A partir de esta viñeta de juego en una sesión de terapia psicomotriz, Potel remarca algunos aspectos sobre la especificidad de este juego: hay poca actividad psicomotriz organizada, programada, ordenada, con proyecto y objetivo establecido. Al contrario, el acento está puesto sobre una improvisación en apariencia anárquica con los movimientos del cuerpo del niño, su deseo, sus emociones. ¿Esto quiere decir que el psicomotricista ha suspendido todos los ítems psicomotores así como proyectos terapéuticos organizados? ¿Esto significa que se deja llevar por el deseo y la impulsividad del niño? ¿El "dejar hacer" y la "libertad de vivir" serán suficientes en sí mismos para llamarlo "psicomotricidad"? Siguiendo con la viñeta clínica, pero que creemos que es traspasable a la mayoría de secuencias que pueden aparecer en una sesión de formación personal, se puede revelar la importancia dada a la voz que acoge, la mirada que escucha, los brazos que contienen. Hablaríamos aquí de los mediadores corporales de la relación, de la expresividad psicomotriz del psicomotricista. La escucha y la presencia son contrabalanceadas por alguna proposición hecha por el psicomotricista. La oportunidad y el estado emocional unido a la sorpresa encuentran naturalmente su lugar y nos dan los elementos en cuanto al clima de soñar despiertos. Potel (2010) habla de "jugar o la locura del juego", en el sentido que, aparentemente, en cualquier caso, una cierta cantidad de locura anima al terapeuta para que pueda entrar así en el imaginario de un niño que no ha constituido todavía su universo de forma muy organizada y estructurada.

Si el psicomotricista puede jugar así, no se trata de un movimiento regresivo que le lleve a "jugar como un niño", sino a "escuchar desde adentro". Es esta escucha la que subtitula lo que está pasando como importante para el niño, una escucha "entre líneas". Los niños que acuden al psicomotricista están a menudo dañados en sus invenciones, en sus creaciones, en su imaginación, o bien prisioneros de un imaginario que les enferma y que no pueden compartir con nadie más.

Ahora bien, sin esta creatividad, sin esta zona transicional para compartir, el niño no puede investir el mundo, descubrirlo, abrir sus puertas interiores al saber y a los aprendizajes, y así ejercer todo su potencial motor, psicomotor, toda su inteligencia. Y el terapeuta lo sabe, y va a jugar y a volverse suficientemente maleable para que el niño lo pueda utilizar como un doble (o un yo auxiliar) al servicio de un fortalecimiento narcisístico. El terapeuta tiene hipótesis de trabajo que se construyen al hilo de las sesiones.

Lo que cuenta en el juego del terapeuta es una vez más sus actitudes profundas que van a servir a la simbolización, entre otras: contenido del juego, organizar el tiempo, permitir que la realidad y la ilusión puedan coexistir sin ser confundidas, la mirada de sostén, dar forma a la excitación del niño que está todavía en una interacción corporal bruta, dar forma a su juego, poder expresar sus fantasmas invasores que le bloquean en un juego compartido... Garantías que sirven para la construcción psicocorporal del niño.

El terapeuta psicomotricista (y esta es una gran diferencia con el analista que utiliza también el juego con sus pacientes infantiles) no tiene que interpretar su juego al niño. Su presencia corporal y su capacidad de estar presente, tanto en su cuerpo como en su mirada, son sus herramientas suficientes.

Winnicott, hablando de las madres, evoca el "estado de enfermedad normal", que les permite adaptarse delicadamente y con sensibilidad a las necesidades de su bebé desde el principio, un estado de regresión particular que les permite comprender a su bebé y percibir sus necesidades más allá de las palabras, a través de sus sensaciones corporales. Winnicott se refiere también a la solicitud maternal, como un estado que no es de comprensión perfecta, vinculada al concepto de "madre suficientemente buena".

Aunque no se trata de superponer el modelo de la madre winnicottiana, ser terapeuta en este ámbito que privilegia la relación no verbal consiste en aceptar que nuestras entonaciones, nuestras posturas, nuestra tonicidad, nuestras emociones, estén en el primer plano de las interacciones con el paciente, de la misma forma que en las interacciones precoces entre la madre y su bebé. Recurrir a este estado de sensorialidad primaria es, de alguna manera, lo que hace el psicomotricista, que presta su sensibilidad corporal primitiva a su paciente. Pero no es como con la madre. El psicomotricista puede hacerlo puesto que ha trabajado esta calidad de comunicación corporal con el otro, mientras que la madre "retrocede" normalmente a este estado de acuerdo tan primitivo porque se ha preparado durante todo el embarazo. Para poder desarrollar esta calidad de comunicación corporal con el otro va a ser imprescindible el paso por la formación personal del psicomotricista, de la que hablaremos en el siguiente apartado.

Así, las sesiones de psicomotricidad pueden ser consideradas como un escenario compartido, soñado, interpretado por dos protagonistas, en el cual uno escribe el guión y dirige la puesta en escena, y el otro sostiene el encuadre y responde. Pero toda la cuestión está en la calidad simbólica de la respuesta del terapeuta (Potel, 2010).

En relación con esta forma de hacer del psicomotricista, Papagna (2000) habla de establecer un vínculo lúdico-corporal, y un espacio lo suficientemente confiable para que el paciente acceda a desplegar sus posibilidades y sus dificultades. Este aspecto de la confiabilidad nos recuerda a Winnicott (1971), y nos referiremos a ello en otro apartado. Papagna precisa cómo ese vínculo no es simétrico, "ya que el profesional juega con un límite y una direccionalidad: cuidar, contener, codificar, y decodificar el hacer del paciente para que pueda acceder a la resolución de su problemática" (p. 126). Se trata de una relación entre el psicomotricista y el niño que sea empática, creativa, espontánea, pero que nunca debe ser ingenua para el profesional. En este mismo sentido, podemos hablar de la actitud del psicomotricista como compañero simbólico de juego del niño (Aucouturier, 1985; Camps, 2005).

Jugar necesita (para los adultos que somos y que constituye de alguna manera nuestro trabajo) que encontremos en el juego ciertamente un sentido, pero también un placer, placer reencontrado en las lejanas regiones de nuestra infancia. Placer de soñar, placer para investir los caminos de la ilusión, placer de la transformación (Potel, 2010). El poder jugar con placer va a ser el condicionante de nuestro juego y para ello es necesario reencontrar el placer del juego, como veremos en el apartado siguiente.

Hemos iniciado este apartado preguntándonos: esa será nuestra especificidad. Pero, ¿cuál es esa forma de jugar que nos diferencia de otras prácticas? Se trata de un juego corporal, mediatizado por nuestra disponibilidad a nivel tónico, nuestra capacidad de transformación y de resonancia tónico-emocional, por los mediadores corporales de la relación, ajustado a lo que nos llega del niño, con una gran implicación afectiva y emocional, con una actitud de escucha desde adentro, impregnado de placer, disimétrico en el niño y el psicomotricista. Juego corporal, juego compartido, jugar-con, vínculo lúdico-corporal…, según los distintos autores, en definitiva, un juego que define lo específico de la Psicomotricidad.

El papel del juego en la formación corporal y personal de los estudiantes de Psicomotricidad: el reencuentro con el niño o la niña que jugó

Tal como acabamos de describir, el juego define la especificidad de la intervención desde la Psicomotricidad. Por ello, es lícito preguntarnos: ¿Qué pasa si el adulto no sabe jugar? ¿Es posible una formación que prepare al psicomotricista para que pueda "jugar"? ¿De qué formación hablamos? ¿Cuál es el lugar del juego en la formación personal? ¿Podemos afirmar que el juego es la base de la formación personal?

Para que el psicomotricista pueda abordar su trabajo desde la óptica del juego corporal, Bottini (2006a) cita una serie de condiciones que remiten a un entrenamiento y a un saber técnico/conceptual. Destacamos aquí las que creemos que se ajustan totalmente al trabajo que hacemos desde la formación personal: un importante grado de disponibilidad lúdico-corporal, buena capacidad para la comunicación no verbal, despliegue creativo, un importante grado de capacidad de resonancia afectiva con el otro (recordamos aquí las resonancias tónico-emocionales de las que nos habla Aucouturier, 2004) y capacidad de autoobservación. Todos estos aspectos se activan y movilizan en nuestras formaciones corporales y personales para los futuros psicomotricistas.

El juego y la formación del psicomotricista

Lapierre y Aucouturier se cuestionaron que la formación corporal no consistía en enseñar técnicas y progresiones de ejercicios, sino en proponer situaciones lúdicas a desarrollar en grupo; llamaron formación personal porque cuestionaba a la persona como ser relacional (Lapierre y Aucouturier, 1977). Estos autores comprobaron que estas actividades lúdicas ponían en juego los elementos más profundos de la personalidad de los participantes y que había en esta liberación de lo imaginario una liberación del inconsciente yendo mucho más allá de los aspectos profesionales (*ibíd.*, p. 70).

La formación del psicomotricista incluye, como sabemos, una triple vertiente de formación: teórica, práctica y personal, profundamente interrelacionadas, que se articulan desde el sujeto y su historia personal, una historia de relación vivida con los otros y que reactualiza en su quehacer profesional (Camps *et al.*, 2011). Es en la formación personal –o, con otras denominaciones: formación del rol de psicomotricista (Mila y Peceli), formación lúdico-corporal del psicomotricista (Bottini, Papagna), formación corporal, formación psicocorporal, etc.– donde el futuro psicomotricista tendrá la posibilidad de reencontrarse con su capacidad de jugar, descubrir las resonancias tónico-emocionales del juego en relación con su propia historia de "niño que jugó", revivir el placer del juego, descubrir las posibles resistencias para situarse en el mismo... De ello hablaremos en este apartado.

En respuesta a nuestra pregunta, sobre el lugar del juego en la formación personal, Lapierre (2005) afirma: "toda la formación personal está basada en el juego. No se trata de aprender a jugar, esto sería ridículo, sino de reencontrar la espontaneidad y la creatividad del niño. Reencontrar al niño que está en nosotros. El niño que la familia y la sociedad han encerrado bajo el peso de las prohibiciones y obligaciones sociales, que no dejan ni una sola escapatoria para expresar sus sentimientos, sus deseos y sus fantasmas culpabilizados" (p. 22). Volveremos más adelante sobre la creatividad.

En la misma línea, Papagna (2000) afirma, siguiendo a Mannoni, que será preciso que el psicomotricista pueda trabajar con "el niño que hay en él", es decir, con sus propias matrices de aprendizaje, a fin de reconocer su modalidad lúdico-corporal. Esta formación del psicomotricista deberá apelar tanto al conocimiento sobre el juego como también al registro de las propias vivencias. Es tarea del psicomotricista conocer a qué juega cuando juega, para no confundir las necesidades y deseos del niño con los propios, y deberá también discriminar qué pertenece a su historia y qué pertenece a la del paciente. Esto le permitirá saber en qué medida interfiere en el proceso del niño.

Vemos en palabras de una estudiante este reencuentro, a través del juego, con la niña que fue:

> Hemos empezado cogiendo la pelota grande roja, y entre las cuatro hemos jugado a la seducción, provocándonos a través de la pelota. Luego hemos cogido el material de los churros, y a la vez hemos golpeado fuerte sobre la pelota, todas a la vez, descargándonos. Sentí un bienestar de distensión al finalizar, que nunca antes había experimentado en la sala, y luego trabajamos la oposición mediante lucha con los churros, realizando más tarde equilibrios y desequilibrios. Realizamos juegos tónico-emocionales, fusionándonos con la pelota, y desprendiéndonos de ella más tarde. Y acabamos saltando a la comba. Cuando saltaba volví a sentirme niña otra vez y me vino a la mente cuando saltaba en el patio del colegio. Reflexionando sobre esta situación, quizá no es que volviese a sentirme niña de nuevo sino que saqué la parte de niña que llevo dentro de mí.

Papagna se refiere a que "el trabajo del psicomotricista es jugar corporalmente, y esto implica una apelación a los juegos de su infancia en una doble vía: el juego como ámbito reconocido culturalmente para la niñez, y el cuerpo como el primer instrumento de aprendizaje del medio" (Papagna, 2000: 133). Pero para ello, tendrá que transgredir un mandato sociocultural: el adulto no juega, produce trabajo. Como si ambos aspectos no pudiesen ser complementarios. Esto me ha recordado cómo, algunas veces, en asignaturas de grado vinculadas a la psicomotricidad, nos hemos encontrado con estudiantes que comentan que ellos ya son mayores para jugar, o cuestionan el sentido de esa práctica basada en el juego desde un lugar "racional", sin llegar a ser "traspasados" por el sentido profundo del juego y la formación personal. En otras ocasiones, necesitan un tiempo para reconocerse jugando, para dejarse ir… Pero también al contrario: recuerdo un estudiante de este curso que el primer día en la sala de Psicomotricidad dijo en la rueda final: *"me he dado cuenta que hacía mucho tiempo que no jugaba y he disfrutado como cuando era un niño".*

En el mismo sentido se expresa Aucouturier (2018), afirmando que para nuestras sociedades de hoy en día, enamoradas de la precocidad del saber, de la eficiencia y del rendimiento, jugar no es serio. El adulto se siente culpable si deja al niño jugar libremente. Él mismo se siente culpable si juega: ¿perderá su tiempo? Nuestras sociedades ya no saben jugar libremente.

Veamos las palabras de una estudiante:

> Cuando yo juego tengo que desinhibirme, deshacerme de los convencionalismos sociales propios de lo que ha quedado en llamarse edad adulta. El niño juega, y es, dicen, su acto más serio. El adulto, en cambio, trabaja, es decir, dedica gran parte de su tiempo a lo que se ha convenido llamar "productivo". Sí, efectivamente, cuando juego, tengo que deshacerme de estos preceptos, y juego para "producir-me" placer. Creo que a veces me cuesta entrar, de golpe siento como si tuviese que quitarme una máscara, y una cara al descubierto siempre asusta, aunque solo sea para colocarme otra máscara.

Va a ser fundamental en Psicomotricidad poder jugar, poder jugar-se, reencontrar el niño que el futuro psicomotricista fue, re-vivir los juegos de su infancia, porque eso va a permitir que pueda desarrollar las competencias para la práctica. De ahí la importancia de la formación personal.

Los psicomotricistas reconocen que se "necesita de un cierto entrenamiento para jugar". Lo transmiten no solo desde la capacidad motriz-instrumental de ese cuerpo, sino también desde el reconocimiento de la propia capacidad de empatía, desde el conocimiento de sí y de sus propias emociones y afectos que se ponen en juego jugando y fundamentalmente en el reconocimiento de que para poder jugar es preciso una alta cuota de creatividad y disposición (Papagna, 2000). El juego del psicomotricista remite a su historia y a su identidad.

Este "entrenamiento" o preparación para poder jugar lo abordamos desde la formación personal. En relación con la metodología y propuestas en las sesiones de formación personal, remitimos al lector a distintas publicaciones (Lapierre, 2005; Sánchez y Llorca, 2008; Lapierre, Llorca y Sánchez, 2015; Aucouturier, 1985, 2018; Camps *et al.*, 2011). Nos referiremos aquí a los aspectos específicos del juego en la formación personal.

El juego va a estar presente en la mayoría de las propuestas de la formación personal. Propuestas que permiten reapropiarse de una dimensión sensoriomotriz y emocional más o menos olvidada, que nos remite a situaciones y placeres-displaceres arcaicos y que no pertenece al orden del lenguaje. Trabajamos sobre el reencuentro del adulto con su propio cuerpo. Se trata de reencontrar en la relación con los demás, en un lugar y tiempo presente, modos de sentir y de actuar arcaicos. Esto le permitirá posteriormente comprender la expresividad psicomotriz del niño. Abrir al adulto hacia el placer del juego, de las sensaciones, del movimiento. La formación personal presenta niveles progresivos de simbolización: el placer del juego y del placer sensoriomotriz, percepción en relación con las sensaciones del propio cuerpo, los objetos y los otros; simbolización y representación. Las sesiones de formación corporal y personal se desarrollan a partir de propuestas que son una invitación a experimentar distintas sensaciones, movimientos-descanso, juego, interacción…. Las propuestas intentan respetar los tiempos individuales y grupales, los diferentes caminos del hacer de cada uno, la individualidad, tolerando las diferencias en las producciones (Camps *et al.*, 2011). Una constante es partir del movimiento, de la actividad espontánea del adulto y poco a poco establecer la habilitación para el juego (Mila y Peceli, 2007).

Al hablar de la formación lúdico-corporal del psicomotricista, siguiendo a Papagna (2000) nos preparamos para desarrollar la actitud psicomotriz, al mismo tiempo que cada uno puede encontrarse con sus propios juegos y modos estereotipados de vincularse. Así, "el profesional no sólo está en el juego desde su necesidad o desde lo que 'debe hacerse' (instancias ambas que complicarían el vínculo terapéutico), sino que esta implicación es desde el rol (…) y la función terapéutica (…) Co-construir un espacio para jugar-jugándose, pensar-pensándose, contactar con las emociones y los afectos que se disparan por este cuerpo en movimiento" (Papagna, 2000: 136-137). Para esta autora, "el juego corporal en un espacio de formación profesional con pares permite re-vivenciar las propias matrices de aprendizaje y juego… Este re-vivir, este volver a sí, este discriminarse del resto pero con la participación de otros, favorecería a una circulación empática con la problemática del paciente... La imposibilidad de comprenderlo de esta manera transformaría a la implicación corporal en una complicación corporal" (*ibíd.*, pp. 146-147).

Aucouturier (2018), en su último libro publicado, sitúa el juego como base de la formación personal. Concretamente, distingue dos niveles en la misma: un primer nivel, de la formación para la práctica educativa, que se puede resumir por "jugar, crear, escuchar". Este nivel comprende: juegos que hacen referencia a profundas emociones vividas en el diálogo tónico-emocional con la madre, como mecerse o ser mecido; juegos de placer sensorio-motriz que hacen referencia a la búsqueda de los propios límites corporales, tales como oponerse, resistir, tirar, empujar....; juegos nacidos de las fantasías arcaicas como devorar, destruir, construir, envolverse, etc.; momentos para crear y compartir con el movimiento, el material, crear historias y ponerlas en escena. "La finalidad de la formación personal de primer nivel permite el acceso a una mirada sobre sí mismo, sobre el 'cómo soy' en la relación de empatía tónico-emocional con el niño y el adulto" (Aucouturier, 2018: 128).

El segundo nivel de la formación personal es para la práctica psicomotriz terapéutica individual y en grupo restringido. La finalidad es la "continuidad de la mirada sobre uno mismo a través del 'cómo soy' y progresivamente descubrir el '¿por qué soy así?', ayudado en ello por una reformulación de las personas del trío sobre la expresividad motriz en relación con la dinámica del cuerpo originario" (*ibíd.*, p. 128). Los contenidos de la formación personal en este segundo nivel se refieren a dos ejes: la tonicidad y los juegos dramáticos, jugados en el trío.

A este respecto, Llorca y Sánchez (2008) citan algunas propuestas como vivir el rol de bueno y malo, ser bebés, pequeños, adolescentes o adultos, desarrollar situaciones de relación entre niños y psicomotricistas, etc. "Realizar estos juegos de roles tiene mucha riqueza, no solo por la toma de conciencia de nuestras actitudes y emociones, sino también por lo que los otros nos devuelven en sus relaciones y verbalizaciones al finalizar la sesión" (Llorca y Sánchez, 2008: 54).

Sabemos de la importancia del juego simbólico en el desarrollo infantil y cómo esos juegos van a aparecer en nuestras sesiones. El psicomotricista ha de ayudar al niño a vivir sus fantasmas, ha de favorecer el desarrollo de estos juegos que permiten asegurarse al niño a nivel profundo. Lo más importante no será la interpretación, sino la disponibilidad del adulto hacia estas producciones, que permitan desdramatizarlas y evolucionarlas hacia una dimensión simbólica. Para esta ayuda es preciso que el adulto pueda trabajar con sus propios fantasmas, a través del juego simbólico, lo cual le permitirá comprender la significación profunda que tienen para el niño (Camps y García Olalla, 2004a). Por ello, en las sesiones de formación personal es importante que el juego simbólico esté presente. Los roles que cada uno asume en estas situaciones, cómo se genera el juego, lo que cada uno siente cuando representa ese personaje, etc., tiene lugar después para ser hablado y resignificado (Camps *et al.*, 2011: 122-123).

Igualmente, va a ser importante que, a través del juego, los estudiantes puedan experimentar relaciones de fusionalidad, de oposición, de colaboración..., y escuchar las resonancias tónicas y emocionales que estas situaciones generan. Las diferentes situaciones de juego permitirán a los alumnos reconocerse a través del juego, reactualizar vivencias y situaciones de su historia personal. Esta interiorización será ayudada por las verbalizaciones en el trío, en la rueda de verbalizaciones o en su diario.

Sánchez y Llorca se refieren a las distintas propuestas y preguntas para el diario de los alumnos. Rescatamos algunas que se refieren específicamente al tema del juego y que nos parecen muy ilustrativas y ajustadas: ¿soy capaz de jugar solo, de tener creatividad, o dependo de los otros para jugar?, ¿prefiero el juego individual o colectivo?, ¿puedo enfrentarme a jugar, puedo perder, puedo ganar?, ¿tengo miedo?, ¿en qué juegos he permanecido más?, ¿puedo realizar juego simbólico?, ¿qué personajes elijo?, ¿cuándo me bloqueo?, en mi participación en los juegos del grupo, ¿estoy dentro o fuera?, ¿puedo jugar como un niño?.

Escuchemos a una estudiante:

> En el momento del juego con los diarios y con el grupo se viven situaciones de mucha pulsión. De mucha descarga tónico-emocional. Espontáneamente, la expresión que utilizamos con nuestro cuerpo en la montaña de papeles, es la misma que utiliza el niño cuando juega en la sala. Se destaparon situaciones conectadas con la seguridad profunda, algunos miembros del grupo sintieron la necesidad de confundirse con los otros, hubo gestos de liberación corporal, de desinhibición (...) He podido reflexionar sobre la observación y la vivencia del cuerpo, del sentido del juego con las pelotas, del placer y displacer frente al equilibrio y la caída, del diálogo tónico, del juego de roles...

¿Puede actuar el juego en formación personal como una terapia?

El trabajo corporal sobre el cuerpo real puede llevar a un adulto-psicomotricista (tal como vemos en el trabajo con niños) a vivir experiencias corporales que hacen surgir imágenes inconscientes de su cuerpo. Estas imágenes pueden remitir a la infancia temprana, pueden implicar el experimentar vivencias sensibilizadoras muy primarias, o pueden significar el revivir situaciones pasadas, a veces dolorosas, en general olvidadas o reprimidas (Mila, 2002). A partir de las situaciones vivenciadas y de las verbalizaciones, cada participante va haciendo una elaboración personal que va a suponer un cambio de actitud y una transformación personal. Pero la formación personal no es una terapia de adultos, aunque puede tener efectos terapéuticos (ver a este respecto, Camps *et al.*, 2011).

En el mismo sentido, Aucouturier (2018b) afirma que la formación personal no es una psicoterapia, es una preparación para la ayuda al niño por la vía corporal. El cambio de la persona no es la finalidad buscada, pero la implicación emocional así como la estimulación de los afectos de placer, pueden sin embargo favorecer el cambio duradero de las personas.

Aquí nos referiremos al juego en la formación personal como espacio potencial con posibles efectos terapéuticos. Partimos de Winnicott (1971: 75): "El juego en sí mismo es una terapia".

Lapierre (2008) se pregunta: ¿por qué el juego es una terapia? Y responde: el juego es en sí mismo una terapia porque el juego es en sí mismo una regresión. En otro artículo, Lapierre afirma: "a nivel de la formación personal del psicomotricista hace falta saber que el juego libre, no verbal, implica siempre, por sí mismo, una regresión, es decir, un regreso a la vivencia imaginaria infantil" (2005: 24), pero advierte de la necesidad de limitar la regresión de los participantes, puesto que la formación personal tiene una duración determinada. Lapierre justifica en su artículo por qué el juego es una regresión y por qué esa regresión tiene efectos terapéuticos. Para ello describe las características del juego tal como se realiza en el análisis corporal de la relación (pensamos que estas características se dan igualmente en la formación personal o del rol del psicomotricista): el juego es esencialmente no verbal, privilegiando la comunicación corporal; es "sin juicios", permitiendo y favoreciendo la expresión, la actuación simbólica de todos los sentimientos que puedan aparecer; y deja libre a lo imaginario, a la fantasía, fuera de los límites de la realidad. Todas estas características tienden a favorecer los procesos secundarios, por lo tanto, a crear un estado regresivo.

En relación con la tercera característica, Lapierre matiza que el juego, como proceso analógico, orienta las sensaciones vivenciadas hacia el circuito neurovegetativo. Este circuito, cuando se carga intensamente de afectividad, tiende a eliminar casi totalmente el circuito somato-sensorial.

A nivel del hipotálamo y del sistema límbico, las sensaciones presentes se van a enfrentar a los recuerdos confusos, inconscientes de escenas emocionales no elaboradas, vividas en la primera infancia. Recuerdos sin fechas, y por tanto eternamente presentes. Toda escena que se viva en el juego, que presente una analogía con una escena primaria del mismo tipo vivida en la infancia va a reactivar el recuerdo. Lo que se ha vivido se superpone a lo que se está viviendo. Hay una transposición analógica y una transferencia de afecto. (Lapierre, 2008: 41)

En este sentido, nos referiríamos también a las mnesias o recuerdos de sensaciones, olores, sabores, contactos, que han quedado engramados en el cuerpo, o a la memoria implícita (Aucouturier, 2004, 2018b; Mila y Peceli, 2007). Los engramas forman la memoria neurobiológica, se encuentran en el origen de los fantasmas de acción, que sólo pueden expresarse a través de la expresividad motriz del niño o por la vía artística en el adulto (Aucouturier, 2018b). Se trata por tanto de una regresión que no es sólo temporal sino que pone en juego todo el funcionamiento neurológico del psiquismo. Esa regresión "puede alcanzar, incluso, niveles muy arcaicos" (Lapierre, 2008: 41).

¿En qué sentido esa regresión es una terapia? Lapierre lo justifica al afirmar que el juego constituye un interface entre el consciente y el inconsciente, un espejo en el que se reflejan a la vez: los comportamientos de la vida real y los conflictos inconscientes que subyacen. Nosotros preferimos hablar de efectos terapéuticos, más que de terapia.

La verbalización al final de la sesión permitirá acceder a la comprensión de las transposiciones analógicas. Para Lapierre (2008), esa verbalización es necesaria en el adulto, porque tiene necesidad de comprender, de elaborar, a nivel de su yo consciente, los elementos nuevos de su vida psíquica. Lo que permitiría en muchos casos enlazar a nivel teórico con los tres tiempos freudianos: recordar, repetir, reelaborar. O si pensamos desde Lacan, con el instante de ver, el de comprender y el de concluir (Tomás, García y Camps, 2006).

En relación con los efectos terapéuticos del juego, recordamos a Winnicott: "Es bueno recordar siempre que el juego es por sí mismo una terapia. Conseguir que los chicos jueguen es ya una psicoterapia de aplicación inmediata y universal. ¡El motivo de que el juego sean tan esencial consiste en que en él, el paciente se muestra creador!" (Winnicott, 1971: 80). Nos referiremos más adelante a este aspecto vinculado a la creatividad.

"La psicoterapia se da en la superposición de dos zonas de juego: la del paciente y la del terapeuta. Está relacionada con dos personas que juegan juntas. El corolario de ello es que cuando el juego no es posible, la labor del terapeuta se orienta a llevar al paciente, de un estado en que no puede jugar a uno en que le es posible hacerlo" (Winnicott, 1971: 61), después de lo cual comienza la psicoterapia.

Pero, ¿qué pasa si el que no sabe jugar es el terapeuta? Winnicott afirma que si es el terapeuta el que no sabe jugar, no está capacitado para la tarea. Pensamos que esta afirmación de Winnicott es totalmente aplicable a la terapia psicomotriz: el psicomotricista va a jugar con el niño y para ello debe saber jugar. En este sentido, Aucouturier (2018c) afirma que si el psicomotricista no sabe jugar y tiene importantes resistencias a poder jugar, no sirve para este trabajo. La formación personal habilitará espacios para el juego y permitirá desarrollar la disponibilidad para el juego, tal como venimos comentando.

Hay, por último, dos aspectos a los que se refiere Winnicott (1971) que conectan especialmente con la formación personal y que me gustaría destacar. En primer lugar, Winnicott habla de cómo puede efectuarse una psicoterapia de tipo profundo sin necesidad de una labor de interpretación.

> La interpretación fuera de la madurez del material es adoctrinamiento y produce acatamiento. Un corolario es que la resistencia surge de la interpretación ofrecida fuera de la zona de superposición entre el paciente y el analista que juegan juntos. Cuando aquel carece de capacidad para jugar, la interpretación es inútil o provoca confusión. Cuando hay juego mutuo, la interpretación, realizada según principios psicoanalíticos aceptados, puede llevar adelante la labor terapéutica. Ese juego tiene que ser espontáneo, no de acatamiento o aquiescencia, si se desea avanzar en psicoterapia. (1971: 76)

Veamos qué pasa en la formación personal en Psicomotricidad: no vamos a interpretar lo que pasa en la formación personal, pero sí vamos a hacer señalamientos, que pueden darse a nivel de autopercepción, o desde la percepción de los demás (los compañeros o las formadoras), pero sólo puede señalarse aquello que es evidente a nivel fenomenológico. A este respecto remitimos al lector al magnífico capítulo de Tomás (2011) sobre la Psicomotricidad como instrumento terapéutico.

En segundo lugar, y de nuevo a partir de Winnicott (1971): "... el momento importante es aquel en el cual el niño se sorprende a sí mismo. Lo importante no es el momento de mi inteligente interpretación". La formación personal no es el lugar para la interpretación, tal como acabamos de comentar, pero sí para el descubrimiento. Y esa es otra característica que reviste a la formación personal de eficacia terapéutica. El alumno descubre de pronto algo de lo que no había sido consciente hasta ese momento, puede ser en el transcurso de una sesión o en otro momento en el que encuentra sentido a algo que experimentó. Y entonces "estamos en condiciones de asegurar que hemos llegado a '*serendipity*': la facultad de hacer, por casualidad, descubrimientos afortunados e inesperados" (Tomás, 2011: 163). Todo este proceso favorecerá el "escuchar desde aden-

tro" del que habla Potel y que hemos visto más adelante, un escuchar desde
adentro primero a uno mismo para poder escuchar desde adentro al otro.

Juego y creatividad. El espacio transicional

Al inicio de este tercer apartado, hacíamos referencia a una serie de
condiciones que detalla Bottini (2006a) para que el psicomotricista pueda
abordar su trabajo desde la óptica del juego corporal, y una de ellas es
precisamente que tenga capacidad de despliegue creativo.

Me parece importante recordar el vínculo entre juego y creatividad,
de nuevo a partir de Winnicott, ya que a mi entender cuando el adulto
puede jugar en las sesiones de formación personal, se despliega su creatividad. Tenemos cantidad de ejemplos de manifestaciones creativas a
través del juego, de la representación plástica, de la representación de
personajes, o incluso producciones literarias (poesía…) en las memorias.
Creaciones de nuestros estudiantes que no dejan nunca de sorprendernos.
Hipotetizamos que, a través del juego, hay una movilización del tono, que
permite desbloquear las emociones y situar a la persona en condiciones
de que surja la creatividad.

En palabras de Winnicott (1971: 80): "en el juego, y solo en él, pueden
el niño o el adulto crear y usar toda la personalidad, y el individuo descubre su persona solo cuando se muestra creador. De uno u otro modo,
nuestra teoría incluye la creencia de que vivir en forma creadora es un
estado saludable, y que el acatamiento es una actitud enfermiza en la
vida". En otras palabras, lo universal es el juego, y corresponde a la salud:
facilita el crecimiento y por lo tanto esta última; conduce a relaciones de
grupo; puede ser una forma de comunicación en psicoterapia. A raíz de
estas palabras de Winnicott pensamos en nuestros espacios para jugar y
la enorme repercusión que tiene el juego a nivel integral de la persona.

No podemos dejar de recordar aquí la zona de los fenómenos
transicionales descrita por Winnicott (1971) en la cual se instala el juego.
El jugar tiene, según dicho autor, un lugar y un tiempo. No se encuentra
adentro, y tampoco afuera. Winnicott, para asignar un lugar al juego,
postuló la existencia de un espacio potencial entre el bebé y la madre.
Esa tercera zona, la del juego, se ensancha en el vivir creador y en toda
la vida cultural del hombre. La confrontó con nuestra realidad psíquica
personal o interna, y con el mundo real en que vive el individuo, y que
se puede percibir en forma objetiva.

El espacio potencial que existe entre el bebé y la madre, entre el niño y
la familia, entre el individuo y la sociedad o el mundo, depende de la

experiencia que conduce a confiar. Se lo puede considerar sagrado para el individuo, en el sentido de que allí experimenta este vivir creador. La tercera zona es la de la experiencia cultural que es un derivado del juego (...) En contraste con las realidades enunciadas sugiero que la zona disponible para maniobrar en términos de la tercera manera de vivir (donde está la experiencia cultural y el juego creador) es muy variable de un individuo a otro. Ello es así porque esta tercera zona es el producto de las experiencias de la persona (bebé, niño, adolescente, adulto) en el ambiente que predomina. Aquí hay un tipo de variabilidad de distinta calidad que las correspondientes al fenómeno de la realidad psíquica personal, interna, y de la realidad exterior o compartida. La extensión de esta tercera zona puede ser mínima o máxima, según la suma de experiencias concretas (Winnicott, 1971: 142).

"La zona intermedia de experiencia constituye la mayor parte de la experiencia del bebé, y se conserva a lo largo de la vida en las intensas experiencias que corresponden a las artes y la religión, a la vida imaginativa y a la labor científica y creadora" (Winnicott, 1971: 32). Y nos preguntamos: ¿también en la formación personal? Creemos que sí, que ésta se sitúa también en esta zona intermedia.

Winnicott afirma que cuando hay confiabilidad, cuando hay confianza del bebé en la madre, experimentada durante un periodo lo bastante prolongado, en la etapa crítica de la separación del no-yo y el yo, cuando el establecimiento de la persona autónoma se encuentra en la fase inicial, existe un espacio potencial, que puede convertirse en una zona infinita de separación, que el bebé, el niño, el adolescente, el adulto, pueden llenar de juego en forma creadora. Con el tiempo, ese juego se convierte en el disfrute de la herencia cultural. Por tanto, para que pueda jugar de manera creadora, será necesaria la confianza. En muchos casos existe un fracaso de la confianza que reduce la capacidad de juego de la persona debido a las limitaciones del espacio potencial. Nos preguntamos si acaso la dificultad que observamos a veces en la formación corporal y personal del psicomotricista en relación con la capacidad de jugar y de crear no tendrá que ver con esta falta de confianza en las primeras relaciones. Aucouturier, al hablar de la importancia del juego, hace referencia a la necesidad de un entorno confiable: "al jugar, el niño o el adulto experimenta de nuevo su vínculo con la ilusión, y no puede hacerlo sino en un marco asegurador, tal como lo hemos creado en la práctica psicomotriz. El juego es una dialéctica entre la subjetividad y la realidad, entre la interioridad y la exterioridad, entre él y el otro" (Aucouturier, 2018: 20).

"El rasgo esencial de ese lugar en que el juego y la experiencia cultural tienen una posición consiste en que depende para su existencia de las experiencias vitales, no de las tendencias heredadas" (*ibíd.*, p. 144). El jugar y la experiencia cultural vinculan el pasado, el presente y el futuro; ocupan tiempo y espacio.

Con relación a los procesos de creatividad y especialmente la vida cultural, recordamos el texto de Freud ("El creador literario y el fantaseo", 1908), pudiendo relacionar la creatividad del poeta con la fantasía del adulto (que Freud analiza y profundiza relacionándola con los sueños) y que tiene su origen, socialmente aceptado, en el juego infantil.

Aucouturier (2018) afirma que "es la pulsión creadora subyacente al placer del juego quien confiere el carácter imprevisible a éste. La creatividad es una fuerza central activa en el interior del juego, es una fuerza para vivir en el juego… Jugar es entonces una fuerza fundamental de la vida. Jugar es actuar, es transformar el mundo, es vivir y existir transformando la realidad apropiándose así del mundo". Dice una alumna en formación personal:

> Cuando juego me siento viva, no tengo dolor, no pienso en nada más, vivo el presente y me divierto mucho. Me siento competente y fuerte jugando y moviéndome, bailando y saltando.

Aucouturier (2018) recuerda que, para Winnicott, la creatividad no es una competencia adquirida: está presente en cada ser humano, con la condición de darle los medios para vivirla libremente: no se aprende. Y, en otro punto, afirma que la actividad creadora nos reconcilia con nuestra identidad más profunda y simultáneamente inaugura un lugar de reencuentro y de intercambios auténticos entre las personas. Si la actividad creadora es creación de sí, es también descubrimiento y creación permanente de los otros. "La creación reconocida por otra persona produce el nacimiento de distensión y bienestar, pues es un goce delicado, y teniendo en cuenta su potencia de expresión simbólica, siempre evolucionará hacia el placer de dar, de aceptar, de compartir y comunicar" (Aucouturier, 2018: 22).

A partir de estas palabras de Aucouturier, destacamos que la formación personal, a través del juego y de la representación simbólica, va a favorecer la actividad creadora, y con ella, el encuentro con la propia identidad, el reencuentro con los otros y el descubrimiento de cada uno de ellos, que además actuarán de espejos y de sostén.

Las palabras de una alumna en relación con la creatividad:

> Al principio, yo no sabía a qué jugar, no he hecho ninguna propuesta. Esto me ha angustiado un poco porque, de entrada, aún lo relaciono con falta de creatividad y de iniciativa por mi parte. Aún así, lo he vivido mejor, con más aceptación por mi parte, a diferencia de otras veces.

La dificultad para jugar en la formación personal

Hemos hecho referencia en los apartados anteriores a cómo el jugar del adulto tiene sus orígenes en el juego del niño. A este respecto, Bottini se refiere también a que "el acto de jugar, más o menos conscientemente, nos remite siempre al jugar infantil, y no olvidemos, por fin, que la capacidad de jugar se funda en el hecho de haber sido tempranamente 'jugados', mucho antes de que supiéramos de qué se trataba eso" (2006a: 109). Nos preguntamos, cuando aparecen dificultades para jugar, cómo esa persona jugó o fue jugada de pequeña. Pero al mismo tiempo, vemos la posibilidad de recuperar, a través del juego en la formación personal, a ese niño que no pudo jugar o que sí pudo hacerlo, y recuperar ese niño como parte de su identidad y permitir que pueda resignificar su propia historia de relación. Tal como hemos mencionado más arriba, según Bottini, en el clima que promueve el juego, las defensas psicológicas se vuelven más flexibles. Y en relación con la formación personal, añadimos: el encuadre y la actitud del formador, así como el respeto dentro del grupo, permitirán que cada uno pueda realizar su propio recorrido a través del juego.

Hay que tener muy claro, empero, que nunca vamos a forzar el juego de aquella persona que todavía no puede jugar. Como hemos dicho, la formación personal parte de propuestas abiertas, pero los alumnos saben desde el inicio que las propuestas son sugerencias y no una obligación, y que se va a respetar el ritmo y el momento de cada uno. Con relación a ello, Bottini (2006a) dice: "nadie juega a lo que no puede jugar".

Aparte de la sensación inicial de sorpresa y de expectación si los estudiantes no han vivido anteriormente sesiones de formación personal, hemos constatado que algunas personas manifiestan grandes dificultades para entrar en el juego en general, o dificultades en algunas de las actividades o tipos de juego. Aquí queremos destacar algunas de ellas:

a) Resistencias o refugios ante la propuesta de juego (con o sin materiales): en este punto la mayoría de defensas o resistencias frente al juego nos recuerdan los refugios descritos por Lapierre y Aucouturier (1977) en el siempre interesante y plenamente actual texto de *Simbología del movimiento*. Ante la propuesta de experimentar o jugar libremente en la sala, aparece la inseguridad y genera reacciones que pretenden recrear una cierta seguridad. Estos comportamientos, que expresan la imposibilidad de asumir esta situación, los consideran fugas o refugios: el refugio en la inhibición o paralización de la acción (deseo inconsciente de "esconderse"); refugio en la agitación (risa, payasada, "no me importa", también como un rechazo a la expresión auténtica). En este registro se inscribe el "juego", no el juego espontáneo, auténtico, sino que en el adulto particularmente, el "juego refugio" le permite huir de la molestia de una relación auténtica. En una segunda fase aparecen otros comportamientos: el refugio en los estereotipos aprendidos (por ejemplo, jugar al fútbol…), y paralelamente puede producirse dentro del grupo, un grupo gregario. Aucouturier (2018b) afirma que hay que sentirse libre para liberarse de las resistencias. Muchas de estas resistencias aparecen frente a la inseguridad de una situación totalmente nueva para ellos.

Veamos qué dice una alumna:

> A nivel personal, me doy cuenta de mi insistencia en mantener el grupo unido, de hacer propuestas que se puedan realizar de forma conjunta. De hecho una de mis intervenciones en la dinámica de hoy ha sido realizar el mismo juego que el año pasado: ir pasando de una en una por encima de las pelotas, mientras las demás segurizan. Y además reconozco que interpreto esta fragmentación del grupo como un fracaso, pese a saber que no tiene por qué ser así. ¿Qué me pasa con mantener el grupo unido?.

Podríamos situar también aquí las resistencias a las que hace referencia Rodríguez (2013) con relación al grupo, al hablar de la formación corporal en la práctica psicomotriz, a nivel de los fundamentos grupales, en un recorrido de la terapia a la psicoterapia. Algunas de ellas se dan también a veces en la formación personal.

> Aparte de las resistencias iniciales, en el transcurso evolutivo del grupo van apareciendo otras formas resistenciales relacionadas con las estructuras de la personalidad y sus relaciones de objeto. Entre ellas, podemos nombrar la más común: "esto no va conmigo", actitud pasiva de desinterés. Otro tipo de resistencia es ausentarse de la sesión. También, cuando el paciente tiene que hacer otras cosas que las que él creía. Los hay que piensan que sus carencias básicas se van a compensar simplemente por el hecho de conseguir atención y el amor del terapeuta. Algunos, incluso, pueden vivir un sentimiento paranoide de persecución al sentirse incluidos en un medio donde se buscan otros modos de ser y actuar. Una forma interesante se da cuando el paciente usa su éxito social o personal como una forma de resistencia. La transferencia, a su vez, puede aparecer como otra forma de resistencia. (Rodríguez, 2013: 147)

También podemos observar, a través del indicador del tono y la actitud corporal del estudiante resistencias ante propuestas que impliquen un trabajo sobre el tono, gestos y posturas corporales, aparición de movimientos estereotipados, agitación, sumisión u oposición a la propuesta, etc. (Camps et al., 2011). Quiero hacer referencia a otra dificultad, que aparece también como un refugio frente a la angustia: la verborrea, el uso del lenguaje como defensa, como una huida de la situación que está viviendo, de poder hacer una escucha a nivel más profundo de sus sensaciones, emociones, resonancias. Ante la prohibición del uso de la palabra, hay personas que no pueden callar, y vemos que esta dificultad se hace evidente durante muchas sesiones. La persona dice que no puede evitarlo, que no se da cuenta.

Estas resistencias o refugios pueden aparecer también por el miedo a ser observado, a ser juzgado. Veamos la referencia a este miedo a ser juzgada en palabras de una estudiante:

> Al terminar la propuesta me siento feliz, contenta, por haberme atrevido a saltar, rodar... en fin... ¡a disfrutar! Me he sentido segura, sin sentir el prejuicio a ser juzgada. Es curioso que no he escuchado el ruido fuera de la sala hasta que una compañera me ha dicho que le molestaba. Durante el año pasado había tenido varias experiencias con el ruido que me habían angustiado, hoy en cambio he podido disfrutar del momento, sin estar pendiente de lo que me rodeaba.

Otra alumna se refiere también a un cambio en este mismo sentido:

> Recuerdo la devolución que me hizo una compañera el año pasado, después de un trabajo de observación. Cuando me hizo la devolución de lo que había observado no pudo verme en el espejo que ella me daba, no me pude reconocer. Hubo una frase que me marcó: "no he podido ver tu parte de niña". El curso pasado pasé por un proceso de reconocimiento de esta parte reprimida ya desde mi infancia, esta parte mía que me hacía tener miedo a perder el control, esa parte de mí que me decía: "cuidado, te están mirando, puede ser que no les guste lo que vas a hacer", miedo a dejarme ver disfrutando. Mi infancia estuvo llena de afecto, pero marcada también por el dolor y la angustia. Mis padres se sacrificaban por mí, y yo tenía que ser una niña complaciente, correcta, hacerlo todo bien, esforzarme, respetar las normas... Esta contención, esta condición impuesta por la situación familiar hizo que en aquel momento una parte importante de mi infancia quedase reprimida. El año pasado, durante la formación personal, fui incapaz de dar un paso para empezar a jugar y a disfrutar, para "solarme la melena", hasta el día que jugamos con los periódicos. Ese día empecé a percibir un cambio en mí, que hoy he podido percibir en mi expresividad, en mi forma de iniciar y vivir el juego y no aceptar lo que viene del otro de forma impuesta. Cuanta alegría, cuanta emoción, me duele la garganta de tanto reír. Hoy me voy contenta y feliz de la sala, porque me siento capaz de empezar a hacer, de empezar a disfrutar CON los otros. Me siento bien EN y CON el grupo.

Y otra alumna hace referencia también a un cambio de actitud en relación con las resistencias iniciales:

> De entrada, me he quedado paralizada porque me cuesta ponerme a jugar así como así. He notado buena conexión con el trío y de forma espontánea he empezado a hacer propuestas. También me he adaptado a las suyas. Me he dejado llevar mucho por ellas y hemos reído mucho. No he tenido miedo de experimentar nuevas sensaciones. He gozado mucho, sobre todo con experiencias sensoriomotrices (caídas). Me he notado más abierta a los demás, más activa y más estable anímicamente en este momento. Quizá se deba también a un cambio de actitud por mi parte. Todo esto ha conllevado que active mi imaginación y disfrute mucho más de cada juego, que me ponga en la piel de mi "yo pequeña". Siempre hay tiempo para jugar. Consciente de que es un acto de comunicación en sí mismo. Antes no gozaba tanto, me mantenía más pasiva, como a la espera. Ahora veo que tampoco tenía ganas de comunicar, de compartir nada, hacerlo me representaba un esfuerzo enorme. No tenía o no había sabido encontrar nada agradable que transmitir al otro.

b) Dificultades en propuestas de juego que impliquen fusionalidad u oposición. En general, hemos constatado que especialmente al principio de la formación, es mucho más fácil la implicación en el juego y la relación con otros compañeros a través de la oposición. La posibilidad de vivir situaciones de fusionalidad va surgiendo después de varias sesiones, de forma progresiva, y no sin dificultades en algunas personas.

En cuanto a la oposición o la provocación, aspectos que creemos que serán cruciales para la intervención en la práctica profesional como psicomotricistas, aparece a veces el "miedo a hacer daño a los otros", que quizás alguna vez puede enmascarar el deseo reprimido de agredir al otro, posiblemente en otro momento mucho más lejano de su historia; pero en la mayoría de casos aparece la confusión con la agresividad "positiva" u oposición o provocación, con la violencia y la agresión bruta, y la persona manifiesta que "no le gustan las situaciones agresivas, que no le gusta agredir, que ella no es violenta…".

Nos preguntamos: ¿Cómo habrán vivido la separación, la oposición, con relación a sus figuras de referencia? Oponerse es asumir la propia identidad, la diferenciación. Como psicomotricista, en su intervención con el niño, tendrá que recurrir en determinados momentos a la frustración, a la oposición… ¿Qué pasa si él mismo no puede vivir la oposición? Va a ser necesario que el alumno pueda transformar esa vivencia de agresividad en estado bruto, a un registro simbólico. Igualmente, será necesario que el alumno pueda experimentar con placer situaciones de fusionalidad. Lapierre, Llorca y Sánchez se refieren a ello:

> Hemos de estar disponibles tanto para aceptar la pulsionalidad con relación a los fantasmas de devoración, como para llegar a abandonarnos y aceptar las situaciones de fusionalidad más o menos simbólicas, encontrando el placer en ambas relaciones mediante el acuerdo de esos intercambios de "relación tónica", pudiendo llegar a una comunicación muy profunda en la inmovilidad. (2015: 19)

Escuchemos a las estudiantes:

> Me cuesta menos interaccionar a través de la oposición que a través de la colaboración. En la lucha, mi compañera y yo hemos terminado luchando cuerpo a cuerpo, cuando en principio la consigna lo prohibía. (¿Por qué?).

Otra alumna:

> Cuando el otro grupo nos vio en su espacio, regresaron corriendo y empezaron a desafiarnos, y empezamos un juego de oposición y provocación. Para mí la oposición y la provocación siempre fueron complicadas de trabajar. En mis prácticas educativas tuve dificultades en el manejo de estos juegos con los niños, pues había una agresividad en estos juegos que no sabía cómo gestionar, pero con las supervisiones y con las vivencias de la formación del año pasado empecé a trabajar ese aspecto en mí, y pude dar otro sentido a esa agresividad, a esa oposición del otro que no está directamente direccionada a mí, y sí funciona como un acto transferencial en que para el otro yo no soy yo, soy alguna persona en la cual el sujeto proyecta sus recuerdos e historia. Fue a partir de este punto que fui trabajando cada vez más mis cuestiones personales, de lo que había dentro de mí y que no sabía, y puede empezar a vivenciar estos juegos de manera más disponible y ajustada.
>
> La lucha por el espacio que los dos grupos querían había empezado, y entonces pensamos en una estrategia. Utilizamos las pelotas como una manera de protegernos y las colchonetas como una barrera de protección. En este juego sentí que las compañeras de mi trío me trasmitían seguridad y confianza para poder jugar. Creo que fue por eso que pude sostener la sensación de oponerme a algo o alguien, porque había personas que me sostenían.

Vemos cómo hace referencia a la importancia de ser sostenida en esa lucha por sus compañeras. Lo que nos hace reflexionar sobre la necesidad de un marco contenedor para poder pasar a un registro simbólico y transformar la manera de vivir la agresividad. Otra estudiante se refiere también a ello:

El hecho de destruir la construcción de los otros, acompañada, me ha hecho sentir contenida, y he ido mucho más allá que si hubiese estado jugando yo sola. Lo he vivido con mucho placer. Me queda clara mi necesidad de un marco contenedor para poder moverme y experimentar sin miedos.

Otra alumna:

Luchas de rulos, oposiciones constantes. Pareciera que es mucho más sencillo comenzar una propuesta tan abierta, que puede generar miedo, desorientación, un ¿y ahora qué hago? con juegos de lucha, de oposición. Los juegos de oposición te estructuran: "siento todo mi cuerpo". Me reafirmo y me diferencio a partir de este juego, para poder pasar a un juego más elaborado, más simbólico. Como el camino natural del niño/a.

Y otra alumna:

En el juego de todo el grupo me sentía más libre. Creo que me ha resultado más sencillo porque han sido juegos de oposición, de lucha, de descarga. Parece que tratáramos de diferenciarnos a partir de oponernos para dar lugar a otros juegos en los que pudiésemos establecer una colaboración.

c) Dificultad para el juego simbólico: especialmente en formaciones de grado, pero también a menudo en la formación de posgrado en Psicomotricidad, nos encontramos con alumnos que presentan muchas dificultades para experimentar el juego simbólico, juego de roles, adoptar distintos personajes. Las personas que no pueden entrar en este tipo de juego se defienden de distintas maneras: "ya somos mayores para jugar a juego simbólico". Paradójicamente, las personas que entran en el juego simbólico, que se implican con los personajes, consiguen representaciones de una gran riqueza y con una gran emoción. Un ejemplo de la profundidad de la vivencia y las resonancias que ese juego ha provocado en ellas, es que al final de una asignatura de formación personal del grado de educación infantil, las personas que el día que se trataba de hacer juego simbólico pudieron tener esta vivencia intensa, lo eligen como el momento más significativo para ellas de esta formación. En relación con esta dificultad retomamos las palabras de Sánchez y Llorca:

A veces hay personas demasiado intelectuales, que no pueden dejar de funcionar desde la racionalidad; estas personas que llegan a los grupos de formación, a veces necesitan más tiempo para permitirse entrar en estas vivencias, y a veces, nunca se lo permiten, y no acaban de entender ni poder desarrollar de forma integrada este trabajo. (2008: 153)

Recordamos las palabras de una alumna que puede vivirlo con placer:

Cada vez que surge el juego simbólico en la sala y/o me disfrazo con las telas, instantáneamente me traslado y me vienen imágenes de mi infancia. Lo vivo con mucha alegría. Mi madre siempre me ha dicho que con trozos de tela de diferentes colores yo era la niña más feliz del mundo. Me encantaba disfrazarme, cantar y bailar delante del espejo yo sola y montar shows para las abuelas que tomaban la fresca en mi calle del pueblo. Con este recuerdo plasmado en mi libreta de reflexiones, compruebo cómo, ya desde pequeña, me gustaba disfrazarme.

Y cómo surge sin esperarlo:

Vamos probando diferentes materiales. No vamos "calentando", vamos entrando poco a poco en la dinámica del juego, poniendo en juego nuestra creatividad, que en un principio me parece haber desaparecido. Al final, como por "arte de magia", después de hacer música y bailar con las piezas de madera, aparece el juego simbólico. Yo toco una pieza musical a mis compañeras de trío, que están en una cena romántica, una de ellas se desmaya y nosotras dos comenzamos con la reanimación...

d) Dificultad para expresar las emociones: hay personas a las que les cuesta mucho expresar sus emociones, tanto positivas como negativas. A veces pueden comentar: "a mí no me pasa nada" (viendo reacciones emocionales en compañeros), o incluso en algún caso, quejarse a nivel más particular por ejemplo con el formador, de las exteriorizaciones emocionales que aparecen. No se trata de juzgar a quienes tienen esa dificultad. Pensamos que es una defensa y como tal está protegiendo su psiquismo y en ese sentido hay que respetarlo. Cada uno necesita su tiempo para poder hacer un proceso de autoconocimiento y de cambio. ¿Qué podemos hacer frente a ello como formadores? Evidentemente no juzgar, respetar su tiempo y acompañarle en ese proceso, con algún señalamiento si se da la ocasión. La persona tendrá la oportunidad, a través de las situaciones propuestas, del encuadre que sostiene, de la verbalización en el trío o en la rueda, o en su diario personal, de poder escucharse y, en muchos casos, permitirse expresar sus emociones. A este respecto, Aucouturier (2018c) al hablar de la formación personal de segundo nivel, comenta que se trata de un trabajo sobre la tonicidad, que es el tono en relación, y un trabajo en relación con la emoción. Se refiere a personas que puede ser que jueguen mucho, pero que no descarguen la emoción. Y recuerda que es descargando mi emoción, poniéndola en escena, que progresivamente me puedo poner en empatía. Afirma que el juego debe movilizar profundamente las emociones, para preparar la disponibilidad tónica y la relación tónico-emocional con el niño, porque en terapia el psicomotricista se implica corporalmente y emocionalmente y ha de prepararse para esto. En terapia psicomotriz no hay neutralidad emocional, las emociones deben funcionar si queremos que el niño cambie (recordamos aquí las resonancias tónico-emocionales recíprocas).

Las palabras de una alumna:

> Destacaría de esa primera propuesta en trío, la cantidad de juegos que surgieron, la vinculación y el acuerdo que hubo entre nosotras, las risas, la complicidad, la confianza, la soltura, la diversión que se palpaba en el ambiente. No me hizo falta girar la cabeza para ver las propuestas de los otros grupos, al igual que me pudo pasar el año pasado, esta vez no, no tenía esa necesidad porque sentía tanto placer jugando con mis compañeras que tenía las emociones a flor de piel y me lo estaba pasando realmente bien con ellas.

Antes de terminar, una breve mención a otras dificultades que pueden aparecer en el juego. Una de ellas, la dificultad para integrar la ley: tal como afirma Aucouturier (2018b), en el juego siempre está la ley, no hay juego sin esta integración profunda de la ley. Hay personas que sólo pueden disfrutar cuando se saltan la ley. Otra dificultad que aparece también a menudo es la persona que no puede perder el control de la situación, que se angustia, por ejemplo, en propuestas con los ojos tapados. Todo ello remite a aspectos de su historia, que tendrán la oportunidad de ser reactualizados y transformados a través del juego y las otras propuestas de trabajo, a través del encuadre y la metodología, en la formación personal.

Terminamos con palabras de nuestras alumnas: "Todo empezó con la ilusión de derrumbar la torre…".

> YO niño: ¿Has venido a jugar conmigo?
> YO adulto: Mmmmmm... ¡NO! He venido a aprender, a adquirir más conocimientos.
> YO niño: ¡Qué pena! Porque jugando en grupo nos lo pasaríamos muy bien.
> YO adulto: ¡Uy, no! Hace tiempo que dejé de hacer eso. ¡Ya ni me acuerdo!
> YO niño: ¿Y qué haces entonces para divertirte?
> YO adulto: Yo no tengo tiempo para divertirme... Los adultos tenemos demasiadas responsabilidades y problemas. ¡Ya te enterarás cuando crezcas!
> YO niño: Si te escucharas más a ti mismo te darías cuenta de que todas las experiencias y vivencias forman parte de nuestra historia. Tendrías que parar para darte cuenta de las emociones que te producen.
> YO adulto: ¿Y eso cómo se hace?
> YO niño: Si hacemos el camino juntos podré ayudarte. ¡Es fácil! Es algo innato. Sólo hay que volver a crear el vínculo.
> YO adulto: Pero... ¿y tú quién eres?
> YO niño: YO soy TÚ.

Y por último:

Jugar me ayuda a conocerme mejor y también a conocer a los otros y a situarme en relación con el niño que juega. En la sala cuando debo jugar sin ninguna directriz siempre me pongo un poco nerviosa, me inquieta, y me pregunto "y ahora, ¿a qué jugaré?", pero cuando empiezo a jugar, entro en otra realidad, la racionalidad desaparece y siento que me libero. Jugando no sé nunca lo que va a pasar, es un descubrimiento continuo, me sorprendo realizando alguna acción o reaccionando de una forma que me sorprende. Hay barreras que desaparecen y mi yo sale de forma más auténtica. Jugar me provoca emociones, me trae recuerdos, me reencuentro con la parte creativa y con una parte de mi infancia. Es como encontrarme con mi yo y a través del juego poder transformarme. El juego me permite ser todas estas "yo" que soy: guerrera, cuidadora, dominante, cooperadora, segura e insegura, masculina y femenina. Soy muchas y a veces contradictorias, pero el juego me permite vivir la contradicción.

Creemos que las palabras de nuestras estudiantes reflejan la importancia del juego en la formación personal del psicomotricista, no sólo para su futura práctica profesional, sino también para su recorrido vital de autoconocimiento. También para nosotras sus palabras sobre el juego nos ayudan a seguir comprendiendo y comprendiéndonos.

Referencias bibliográficas

Aucouturier, B., Darrault, I. y Empinet, J. L. (1985). *La práctica psicomotriz. Reeducación y terapia*. Barcelona: Científico-Médica.

Aucouturier, B. (2004). *Los fantasmas de acción y la práctica psicomotriz*. Barcelona: Graó.

Aucouturier, B. (2018). *Actuar, jugar, pensar*. Barcelona: Graó.

Aucouturier, B. (2018b). Conferencia impartida Máster Educación y Terapia Psicomotriz. Universidad Rovira i Virgili. Febrero.

Aucouturier, B. (2018c). *Formación personal* impartida Máster Educación y Terapia Psicomotriz. Universidad Rovira i Virgili. Febrero.

Bottini, P. (2006a). El juego corporal: soporte técnico-conceptual para la práctica psicomotriz en el ámbito educativo. *Revista Iberoamericana de Psicomotricidad y Técnicas Corporales*, 21, 107-114.

Bottini, P. (2006b). Juego corporal y función tónica. Práctica psicomotriz e intervención eficaz. *Revista Iberoamericana de Psicomotricidad y Técnicas Corporales*, 25, 111-116.

Bottini, P. (2011). Prólogo. En C. Camps, J. Mila, L. García, M. Peceli e I. Tomás, *El psicomotricista en su cuerpo*, pp. 11-13. Buenos Aires: Miño y Dávila editores.

Caldwell, B. (1986). The significance of parent-child interaction in children's development. En A.W. Gottfried y C.C. Brown (eds.), *Play interactions. The contribution of play materials and parental envolvement to children's development*, pp. 305-310. Toronto: Lexington Books & Johnson and Johnson.

Camps, C. y García Olalla, L. (2004). La formación personal del psicomotricista como proceso de cambio y transformación. *Entre Líneas*, 16, 7-20.

Camps, C. (2005). La observación de la intervención del psicomotricista: actitudes y manifestaciones de la transferencia. *Revista Iberoamericana de Psicomotricidad y Técnicas Corporales*, 19, 27-52.

Camps, C. y Mila, J. (coords.) (2011). *El psicomotricista en su cuerpo*. Buenos Aires: Miño y Dávila editores.

Freud, S. (1908). El creador literario y el fantaseo. *Obras Completas*, volumen 9. Buenos Aires: Amorrortu.

García Olalla, L. (2015). Seminario sobre el juego. Máster Internacional en educación y terapia psicomotriz. Tarragona: Universidad Rovira i Virgili.

Garvey, C. (1978). *El juego infantil*. Madrid: Morata.

Joly, F. (2008). Psychomotricité: une motricité ludique en relation. En C. Potel (dir.), *Psychomotricité : entre théorie et pratique*, pp. 23-42. Paris: Éditions In Press.

Lapierre, A. y Aucouturier, B. (1977). *Simbología del movimiento*. Barcelona: Científico-Médica.

Lapierre, A. (2005). La formación personal en psicomotricidad. *Revista Iberoamericana de Psicomotricidad y Técnicas Corporales*, 19, 21-26.

Lapierre, A. (2008). El juego. Expresión primera del inconsciente. *Revista Iberoamericana de Psicomotricidad y Técnicas Corporales*, 31, 37-42.

Lapierre, A., Llorca, M. y Sánchez, J. (2015). *Fundamentos de Intervención en Psicomotricidad Relacional. Reflexiones desde la práctica*. Málaga: Aljibe.

Linaza, J.L. (1992). *Jugar y aprender*. Madrid: Alhambra Logman.

Llorca, M. (2006). El juego: recurso básico en Psicomotricidad. *Revista Iberoame-ricana de Psicomotricidad y Técnicas Corporales*, 21, 153-164.

Mila, J. (2002). La construcción del cuerpo del psicomotricista. En M. Llorca (coord.), *La práctica psicomotriz: una propuesta educativa mediante el cuerpo y el movimiento*, pp. 181-194. Málaga: Aljibe.

Mila, J. y Peceli, M. (2007). El perfume y el sabor del chocolate. El valor de lo sensorial en la estructuración tónico-emocional. Formación del psicomotricista a través del trabajo corporal. *Revista Iberoamericana de Psicomotricidad y Técnicas Corporales*, 25, 83-96.

Papagna, S. (2000). Un dispositivo posible para la formación continua del psicomotricista. En: Bottini, P. (comp.), *Psicomotricidad: Prácticas y conceptos*, pp. 121-148. Buenos Aires: Miño y Dávila editores.

Potel, C. (2010). *Être psychomotricien*. Toulouse: Éditions Érès.

Rodriguez, J.A. (2013). La formación corporal en práctica psicomotriz. Fundamentos grupales. De la terapia a la psicoterapia. En J.A. Rodriguez, *La práctica psicomotriz en el tratamiento psíquico*. Barcelona: Octaedro.

Rota, J. (2015). *La intervención psicomotriz. De la práctica al concepto*. Barcelona: Octaedro.

Sánchez, J. y Llorca, M. (2008). *Recursos y estrategias en Psicomotricidad*. Málaga: Aljibe.

Tomás, I., García, L. y Camps, C. (2006). Dar-se cuenta: la supervisión en los grupos de formación personal. *Actas Congreso Estatal de Psicomotricidad*. Barcelona.

Tomás, I. (2011). La formación personal, ¿un instrumento terapéutico? En C. Camps y J. Mila, (coords.), *El psicomotricista en su cuerpo*. Buenos Aires: Miño y Dávila editores.

Winnicott, D.W. (1971). *Realidad y juego*. Barcelona: Gedisa (edición 1993).

CAPÍTULO 4
COMENTARIO DE APERTURA

"Podemos decir que descubrir las posibilidades narrativas de nuestra acción y nuestra imaginación es un proceso fascinante. Y aún más, hacer de esa narrativa una herramienta creativa para superar problemas y potenciar capacidades" (Serrabona, 2018).

He considerado oportuno iniciar esta introducción como el epílogo del capítulo, pues creo que es una magnifica síntesis, no solo del contenido que J. Serrabona desarrolla a continuación, sino también de la trayectoria profesional como referente de un concepto de *"motricidad total"* de la intervención, a lo largo de los tres últimos decenios, utilizando diferentes técnicas y estrategias, pero centrada siempre en un objetivo, la interconexión de todas las dimensiones de la persona.

El autor considera de forma muy acertada, que la intervención terapéutica, en la mayor parte de los casos necesita la implicación del *triángulo pacientes-familias-profesionales,* acaso por mi sesgo profesional, considero que hay un elemento sobre el que se tiene que trabajar y no siempre podemos delimitar cómo hacerlo que es *entorno,* es importante que haya un contexto, familiar, educativo y social que favorezca y potencia nuestra intervención como profesionales, que en ocasiones acaba limitando o potenciando los resultados esperados.

Me parece una gran aportación hablar de las potencialidades, trabajar sobre las competencias y no sobre las debilidades que tienen nuestros alumnos o pacientes, si queremos trabajar sobre la autoestima y el autoconcepto, hemos de hacerlo partiendo de aquellos actos, actividades que producen reforzadores positivos, que en la mayor parte de los casos están centrados en los potenciales y partir de aquí trabajar sobre aquellos elementos que no están tan desarrollados, o que presentan diferencias significativas con las referencias esperadas.

El *"viaje del protagonista"* del que nos habla Joaquim, en el que el terapeuta es el bastón, el apoyo que da señales, crea referencias pero no decide, quien decide es el paciente, pues esta libertad en la decisión también crea un elemento que es muy importante en el proceso terapéutico que es la *autonomía y el compromiso de quien decide*, es muy importante que el paciente tenga la autopercepción de que quien decide es él o ella pues genera una mejora importante de autoestima y autoconcepto hacer aquello que crees que debes de hacer, en vez de hacer lo que te dicen que hagas.

Otro de las aspectos que considero significativo, partiendo de la línea de White, es la diferenciación entre persona y problema y como el movimiento, la exteriorización, el leguaje y la acción permiten separar a las personas de los problemas. Seguramente lo primero que se debería trabajar con el paciente, especialmente niños es que él no es, ni el problema, ni el culpable de la situación, él es la parte más importante de la solución.

En la construcción del Yo narrativo, Serrabona resalta el concepto de protagonista del sujeto, y posteriormente pasa en su relato afectivo al protagonismo del grupo por (especialmente en preadolescia y adolescencia, la incidencia del grupo es determinante, no solo en el desarrollo social, también en el proceso de desarrollo vital y emocional), el niño, necesita escuchar y sobre todo sentirse escuchado por los iguales, debe ser consciente de la diversidad y la inclusión como elemento terapéutico y la empatía como instrumento de reflexión y diálogo "no solo es cuestión de ponerse en los zapatos del otro, se ha de caminar", la empatía también implica, respeto por lo que dice y siente el otro. Me parece fantástica la aportación que incluye el autor, tanto desde la perspectiva de *"co-construir"*, como en el concepto de yo solo soy *"con-vosotros"*: cómo el grupo me cambia pero a la vez mi crecimiento personal cambia el grupo, aspecto que no siempre es percibido de forma consciente por cada una de las personas que interactúan dentro del mismo grupo.

Necesitamos al otro para ser, y el hilo conductor es la representación verbal, escuchar, vivir, y sobre todo ayudar y ser ayudado, cooperar y compartir.

Excelente aportación la historia de Noé, con un enfoque de carácter narrativo e integrador en el cual los protagonistas son el niño y en este caso su madre, es fundamental la participación y el protagonismo terapéutico si deseamos modificar percepciones, emociones y sentimiento,

Y si bien el objetivo central es la disminución de la ansiedad y mejora de la autoestima y autopercepción de Noé también nos lleva a la reducción de transmisión de modelos no positivos por parte de la madre (autopercepción de sus experiencias, reales o imaginarias–traumáticas en este caso y una mejora de la interrelación de ambos.

Es muy importante partir de la autopercepción de la situación que tiene la madre de Noé, así podemos comenzar a hilvanar la historia, incluso desde la empatía que intuye o percibe el terapeuta de ponerse en los zapatos del otro (en este caso de la madre) y sobre todo para saber cómo se siente el otro, para poder aportar propuestas que nos permitan llevar a la o a las posibles soluciones. Teniendo siempre en cuenta que los proceso de maduración (psicomotrices, emocionales…) son individuales, y que los retrasos "no significativos" tengan que conllevar problemas de desarrollo, estas situaciones pueden comportar un problema importante por parte de las familias, especialmente en la comparación con la "norma "o con los "otros" generando situaciones de estrés y ansiedad que son innecesarias.

Considero que es muy importante la aportación que Joaquin Serrabona, desde el enfoque narrativo, hacer hincapié en la cohesión del grupo *"como unidad terapéutica"* de desarrollo y de intervención, mucho más importante que suma de individualidades del mismo" esta cohesión es un facilitador de la intervención. Si además del trabajo en grupo incluimos el desarrollo individual de tareas centradas en las potencialidades en las que somos más competentes y no en las debilidades, estamos facilitando la mejora de la autoestima y el autoconcepto.

El desarrollo de un proceso de premisas y limites que son necesarios en cualquier intervención terapéutica una "una visión lo más realista posible y encaminada al futuro con percepción positiva y posible de realizar, con metas cortas que sirvan de reforzadores de los logros pero a la vez con una visión a medio plazo que le permita visualizar el proceso tanto desde la perspectiva de Noé como de la madre en este caso hay una necesidad básica y totalmente necesaria de *"desculpabilización"* como proceso terapéutico.

Las técnicas y estrategias narrativas que utiliza Serrabona se concretan en tres apartados, que son las *historias contadas, escritas y actuadas,* como proceso creciente de dificultad, pero también de implicación y crecimiento en la intervención.

El acertado desarrollo del conjunto de visualizaciones y procesos psicomotrices como expresión espacial placentera, considero que es muy importante la forma de tratarlas como imágenes dinámicas, personales (elaboración individual de las realidades vista por unos ojos singulares) y si es posible que permitan el desarrollo de la fantasía. En los procesos de visualización y relajación, dejar tiempo, creo que uno de los problemas como terapeutas (y especialmente cuando trabajamos en grupo) tener en cuenta los tiempo del proceso de la información de cada uno de los componentes del grupo, que evidentemente son distintos y hemos de respetarlos, si queremos la relajación y visualización conlleven los efectos deseados.

Otro aspecto singular para trabajar la empatía en los procesos de visualización es lo que llama Joaquin Serrabona *"emoción de la acción"* al que yo añadiría un elemento importante para desarrollar los procesos de empatía y es que los protagonistas sean niños con edades si es posible cercanas a las que tienen los alumnos a los que va dirigida.

Escribir cartas para desbrozar, para limpiar heridas y destruirlas como marco simbólico y escribir cartas que hagan crecer que miren al futuro, para guardarlas y que cada vez que las leas te hagan subir un peldaño emocional en tu proceso de desarrollo vital.

Con las historias actuadas-dramatizadas busca sintetizar el proceso de relajación con la visualización, como compendio de emociones de acción, con proyectos de futuro imaginario donde el niño es el protagonista. Las historias, deben ser lo más simples posibles, pero no le deben faltar personajes, ni a favor ni en contra, debe de tener elementos satisfactorios y también frustraciones, malos y buenos, debe haber conflictos como oportunidad de posicionamiento y crecimiento, debe incluir experiencia buenas y malas, lo más realista posible, la visualización del futuro la hemos de encarar desde una postura positiva.

Como conclusión de la intervención y el reencuentro con las realidades cotidianas que debe llevar hacia un camino nuevo, donde la curiosidad, la imaginación y sobre todo la esperanza marquen el nuevo futuro, que podríamos sintetizar en un "YO PUEDO Y SOY CAPAZ DE HACERLO".

Gracias Joaquín por compartir tus aportaciones con nosotros

Andrés Gónzalez Bellido

EL JUEGO CORPORAL Y LA NARRATIVA
Aportaciones de la terapia narrativa al abordaje psicomotriz

Joaquín Serrabona Mas

Introducción

Cuando acepté la invitación para escribir este capítulo, me atrajo la idea de reflexionar sobre el juego desde un enfoque narrativo, considerándolo como una vía para presentar al niño como protagonista de su propia historia, coincidiendo con la psicomotricidad en la importancia de potenciar un modelo paidocéntrico.

Durante la infancia, el juego y los cuentos constituyen recursos esenciales en el proceso de construcción de significado en nuestras vidas. A través de ellos, los niños descubren las posibilidades narrativas de sus acciones y su imaginación en un proceso fascinante. Además, este juego narrativo puede transformarse en una herramienta creativa para superar problemas y potenciar capacidades.

En este capítulo, proponemos integrar estas dos dimensiones, analizando el valor del juego narrativo en el contexto de la sala de psicomotricidad. Este enfoque no solo permite trabajar las capacidades de autocomprensión y el autocontrol, sino que también expande la capacidad de sentir y percibir el mundo, de aprender de manera integral, y de mejorar la memoria y la concentración. El resultado de este proceso es una mejora integral en la calidad de vida del niño.

Para iniciar esta reflexión sobre la narrativa dentro de la intervención psicomotriz, es necesario enmarcar al lector en el tipo de abordaje psicomotriz desde el cual partimos.

La psicomotricidad se define como una disciplina preventiva y/o terapéutica que actúa sobre la totalidad de la persona a través de sensaciones, movimientos y juegos, seguidos de su representación, con el objetivo de que el sujeto establezca una relación positiva consigo mismo, con los objetos, el espacio, el tiempo y los demás (Serrabona, 2001). A partir de esta definición general, podemos entrever algunos conceptos básicos del abordaje que proponemos, enmarcados en la Psicomotricidad de Integra-

ción (PMI) (Serrabona 2002; Munían, Serrabona 2006). Este enfoque no
se limita a la suma de conceptos de otras corrientes, sino que valoramos y
recogemos aquellos planteamientos que permiten dar respuesta a nuestros
principios fundamentales.

*Principios Fundamentales de la Psicomotricidad de Integración
(PMI*)*

1. **Trabajar en la dimensión motriz**: Nos alineamos con las corrientes
   de psicomotricidad que otorgan preferencia al cuerpo y al movimiento
   como núcleo central de la intervención. Sin embargo, añadimos una
   perspectiva única: concebimos el movimiento en el cuerpo como un
   continente de todas las dimensiones de la persona. El movimiento
   infantil integra todas estas dimensiones, y es desde esta perspectiva
   que entendemos el trabajo psicomotor.

2. **Trabajar sobre la totalidad del sujeto**: El objeto formal de la PMI es
   la totalidad de la persona, comprendida como una unidad sistemática
   y estructurada. La psicomotricidad, en esencia, no fragmenta al ser
   humano, sino que lo aborda en su complejidad indivisible. Como
   afirmaba Wallon (1984), "es imposible imaginar la actividad de un
   sistema sin que intervengan los otros, y aún más difícil dividir un
   sistema en partes independientes."

3. **Buscar un equilibrio sistemático entre las dimensiones de la persona**: La PMI reconoce diversas dimensiones dentro de la persona:
   motriz, conativa, cognitiva, relacional, social, afectiva y fantasmática,
   y busca un equilibrio sistemático entre ellas en cada sesión. Evitamos
   que una dimensión se supedite a otra, asegurando así una intervención
   holística y no instrumentalista.

4. **Concebir la educación y la terapia psicomotriz como un diálogo**:
   Proponemos un intercambio genuino entre el programa ontogenético
   del niño y el conocimiento filogenético del educador o terapeuta. Esta
   interacción, desde una actitud descentrada y afectuosa, busca integrar
   de manera complementaria la iniciativa de acción del educador y del
   educando, así como los elementos didácticos: selección, realización
   y evaluación de contenidos y objetivos.

5. **Favorecer el placer motriz primitivo y el control motriz**: Observamos que los niños en las sesiones de PMI manifiestan un deseo de
   experimentar el placer motriz primitivo, lo cual evoluciona hacia un
   dominio motriz en contextos afectivos y fantasmáticos.

6. **Favorecer la capacidad de representación, especialmente verbal**: En la representación radica el poder de recordar y revivir experiencias pasadas, un proceso que permite a los niños construir su propia historia. Esta narrativa personal, co-construida continuamente en relación con el entorno y las vivencias, es fundamental para captar y actuar sobre el mundo. Como señala Robert A. Neimeyer (1998), somos autores de nuestra propia experiencia, organizándola y estructurándola en un formato narrativo que le otorga coherencia y continuidad de significado.

Integrando los conceptos narrativos en el abordaje psicomotriz, y basándonos en los fundamentos teóricos del construccionismo social, especialmente en la terapia conversacional de Anderson y Goolishian y de White y Espton dentro de un paradigma postmoderno o de la curiosidad, nos alejamos de la visión modernista clásica, con su enfoque magistocéntrico. Según Anderson (1997), en su obra *Conversación, lenguaje y posibilidades*, la psicoterapia en el discurso modernista se basa en un lenguaje de deficiencia, que presupone una representación adecuada de la realidad conductual y mental, clasificando al sujeto como defectuoso o disfuncional.

En contraste con esta posición modernista, nuestra perspectiva promueve una posición de "humildad ecológica" donde el educador o terapeuta psicomotriz evita posturas dogmáticas y omnipotentes. En lugar de depender exclusivamente del conocimiento del profesional, buscamos un cambio compartido, explorando conjuntamente con el niño sus potencialidades y fragilidades reales así como sus posibiliades e cambio y mejora, a través del diálogo entre los diversos "personajes-expertos" involucrados en su historia educativa o terapéutica.

La Construcción del Yo Narrativo:

¿Cómo llegamos a ser los protagonistas de nuestra propia vida? ¿Cómo se articula nuestra narratividad, sino es a través de una historia compartida? Este proceso, al que podríamos denominar "el viaje del protagonista," no es un sendero que recorremos en solitario. Es un camino que se comparte y se co-construye con el entorno, los personajes y el argumento, como en cualquier narración digna de su nombre. En el juego y en la vida misma, somos protagonistas que, como miembros de una tribu, debemos considerar a los personajes que intervienen en la historia que encarnamos: familia, escuela, educadores, terapeutas… Son estos personajes principales quienes, además de participar en la acción, co-construyen nuestra historia. Ellos aportan el conflicto esencial, y su influencia es tan poderosa que logra mantener nuestro interés en la narrativa de nuestra vida.

Este mismo principio se refleja en el juego narrativo, donde el escenario, el contexto, las motivaciones y los personajes principales o secundarios permiten que el protagonista no atraviese su historia en soledad, sino acompañado, recibiendo la ayuda necesaria para alcanzar sus metas, el psicomotricista y/o el grupo de iguales acompañan en este jugar tanto sensorio motrizmente como a nivel del juego simbólico, especialmente de roles.

En este contexto, la comunicación verbal y no verbal emergen como realidades que exigen una adaptación constante, siendo, además, una creación sociocultural esencial de nuestro grupo humano. La expresividad psicomotriz nos permite precisar, matizar los afectos, y la representación posterior de dicha expresividad a través de gestos, dibujos o esencialmente palabras tienen la capacidad de actualizar en un instante lo vivido.

Centrándonos en la palabra que surge durante la sesión y en su representación no debe ser una fotografía estática; aspiramos a trascender ese límite, queremos avanzar hacia la narración, donde la historia ya tiene forma, donde existe una secuencia: pasado, presente y futuro. En la narración, el protagonista se mueve, se expresa, recuerda y proyecta. La narración nos abre a la novela de nuestra vida; es palabra en movimiento, es una secuencia de acciones. Como diría Chomsky, usamos el lenguaje no solo para comunicarnos, sino para dar sentido a nuestro universo.

Siguiendo a Stern, reconocemos que las palabras presentan ventajas en la experiencia humana al dividir la realidad no verbal en categorías más definidas, distinguiendo claramente entre pasado, presente y futuro. Esto nos permite tejer una red más amplia de asociaciones y trascender la realidad con mayor facilidad. Sin embargo, también comprendemos que la palabra tiene sus limitaciones: no siempre puede expresar de manera precisa las experiencias globales, y a veces es torpe al intentar reflejar las gradaciones entre categorías. Además, a diferencia de la acción, que es rápida y profundamente emocional, el lenguaje es lento y puede desligar emoción y pensamiento. Por ello, en la práctica psicomotriz, entendemos que es esencial que ambos lenguajes, el verbal y el no verbal, se complementen, porque la representación verbal constituye un campo privilegiado, un espacio estimulante para la acción pedagógica, terapéutica y de investigación.

Stern describe el desarrollo del sentido del Yo narrativo como una perspectiva subjetiva organizadora que intenta poner orden en nuestra experiencia, cualquiera que sea el nivel en el que esta se registre y organice. En la construcción de este Yo narrativo, Stern distingue cinco fases evolutivas: el Self emergente (0-2 meses), el Self central o nuclear (2-6 meses), el Self subjetivo (9-18 meses), el Self verbal o categórico (18-36 meses) y finalmente, el Self narrativo (3-4 años). Es en esta última fase cuando el niño empieza a desarrollar la memoria episódica y autobiográfica, momento en que puede comenzar a contarse y a jugar historias sobre los acontecimientos y experiencias que ha vivido. Es aquí donde ya puede tejer una narrativa autobiográfica, consciente de actores con deseos y motivaciones, de un contexto histórico, de un escenario físico, y de una organización dramática en secuencia.

Observamos que la mayoría de las historias pueden ser relativamente simples, pero es la influencia de los personajes lo que las complica. Los personajes, adultos e iguales, reales o imaginarios impregnan la historia, le dan profundidad y la dirigen en nuevas direcciones; su manera de ser, sus intenciones y sus actitudes pueden alterar el curso inicial de la narrativa. Es de los personajes, y especialmente del protagonista, de donde la historia jugada en la sala de psicomotricidad obtiene su fuerza.

En nuestras intervenciones psicomotrices, podemos favorecer este proceso de construcción verbal utilizando técnicas y actitudes específicas, como las que hemos detallado en trabajos anteriores (Muniaín, Serrabona, et al., 2000). Estas técnicas incluyen facilitar la expresión mediante preguntas claras sobre objetos y acciones, organizar la representación por cuerpos de actividades, evitar inducir sentimientos o reacciones "correctas," pero sí facilitar soluciones afectivas a los problemas que el niño plantea. También es fundamental que prestemos atención al mensaje tónico, postural y gestual del niño, que resaltemos la vivencia afectiva, manifestando nuestros propios sentimientos ante lo que dice, y que ayudemos a que el grupo asuma un rol protagónico. Finalmente, es crucial llevar las fantasías del niño a coordenadas espaciotemporales y asegurar que lo que expresa coincida con las acciones de los demás niños.

Nuestro protagonista, el niño o la niña, avanza como indicábamos anteriormente, a través del juego y del cuento, entre otros elementos, hacia el clímax de su narrativa personal, hacia la conciencia de su propia identidad, donde la historia alcanza su punto culminante. Este clímax, representado por la afirmación del "Yo," es la meta hacia la cual toda la historia se ha dirigido. El proceso de construcción de la identidad narrativa en los primeros años de vida es decisivo para las futuras historias que protagonizará, pues todas estarán ligadas a esta primera película, a esta narrativa inicial que comienza a desarrollarse en la sala de psicomotricidad y que se expandirá a lo largo de su vida.

En el proceso de construcción de la propia identidad, debemos recordar que la relación entre los bebés y sus padres o educadores es una relación mutua y recíproca. Mientras tratamos de comprender al bebé, el bebé también intenta comprendernos a nosotros.

Un personaje bien definido siempre aporta algo valioso a la historia, y la historia, a su vez, enriquece al personaje. Los personajes bien elaborados son más abiertos, más sustanciales; conocemos diversos aspectos de ellos, entendemos su forma de pensar y somos conscientes de su estado emocional.

Un personaje influye en la historia porque tiene una meta, un objetivo que marca la dirección de la narrativa. Desde el inicio de la historia, algo sucede que motiva al personaje a perseguir esa meta, y es a través de esta motivación que la historia se desarrolla. Es crucial comprender o ayudar a descubrir la motivación del personaje, ya que, sin ella, es difícil involucrarse en la historia que protagoniza. La motivación debe impulsar al personaje dentro de la historia, y en ocasiones, es necesario retroceder para comprender mejor las razones que lo llevan a actuar.

Cuando el protagonista empieza a actuar, se embarca en un viaje emocionante de descubrimientos externos e internos. Desde el principio, el bebé se siente atraído por los sonidos, las cosas que puede tocar y ver, así como por las sensaciones propioceptivas y vestibulares, lo que genera una primera integración sensorial que construye progresivamente su unidad corporal. Sin embargo, pronto, los demás se convierten en su principal fuente de interés. Posteriormente, se interesa por el entorno que lo rodea, y frente a él, reacciona, iniciando una comunicación que, como todos sabemos, es lo que salva la distancia entre las personas.

En esta etapa inicial de la vida, los problemas más comunes surgen de la falta de impulso y la dispersión de la línea argumental. El impulso ocurre cuando una escena conduce a la siguiente de manera natural. La curiosidad exploratoria del niño hace progresar la acción hacia el clímax de la historia. No obstante, si cada escena nos llevara hacia adelante sin obstáculos, la historia perdería fuerza y profundidad. Es la "falta", el obstáculo o la frustración lo que lleva al niño a utilizar sus primeros vehículos de comunicación y afirmación.

Es en esta resistencia a separarse donde nacen los primeros conflictos, tan necesarios para dar base a la trama. Estos conflictos pueden ser de orden interno, cuando el personaje no está seguro de sí mismo o de sus acciones, o de relación, los más importantes y trascendentes, centrados en las metas mutuamente excluyentes del protagonista y el antagonista. Más tarde, también surgirán conflictos sociales, situacionales o incluso cósmicos, que ayudarán a fraguar la esencia del carácter.

Las experiencias tempranas, positivas y negativas, condicionan los sentimientos que nos hacen reaccionar de una manera u otra ante la vida. Sabemos que es fundamental que las experiencias positivas superen en número e intensidad a las negativas. Parte del arte de educar a un niño radica en enseñarle a tolerar gradualmente las frustraciones. Los bebés necesitan contacto, voz, y que formulemos en palabras sus experiencias. Las preocupaciones innombrables e indefinidas son las causas de las pesadillas, y es sorprendente lo temprano que se puede hablar con los niños sobre estas inquietudes.

Volviendo al símil de la obra teatral o cinematográfica, toda forma artística debe manifestar un sentido de unidad. Las narrativas buscan coherencia a través de la anticipación, el cumplimiento de motivos recurrentes, y el uso de la repetición y el contraste. Los motivos recurrentes suelen ser temáticos, imágenes o ritmos que se emplean a lo largo de la historia para profundizar en la línea argumental y añadir relieve al tema.

En la evolución del niño, ¿cuáles serían los temas recurrentes? El desplazamiento, la permanencia del objeto, el reconocimiento en el espejo, el miedo a los extraños, la prensión, el interés por los demás, la imitación diferida, el aprendizaje del compartir, el acceso a lo simbólico, el lenguaje... La repetición nos ayuda a centrarnos en una misma línea, y el uso del contraste proporciona un efecto similar, enfrentando elementos opuestos en momentos futuros.

Toda historia necesita puntos de acción para avanzar. Estos puntos son sucesos dramáticos que provocan una reacción, y pueden ser de varios tipos:

- **Puntos de giro:** Barreras que fuerzan al protagonista a tomar una nueva decisión.

- **Complicaciones:** Eventos que no provocan una respuesta inmediata, pero cuya reacción se dará más adelante.

- **Reveses:** Giros completos que originan un nuevo desarrollo en la historia.

Estas reflexiones nos llevan a pensar en la detección y prevención de señales de alerta, ya que pueden ser barreras, complicaciones o reveses. Debemos intentar prevenirlas para que la historia no se rompa y permita una secuencia continua de escenas de acción y reacción. Es aquí donde el psicomotricista puede intervenir, ayudando a construir una historia positiva y satisfactoria, orientando la narrativa hacia el clímax (autoimagen). Si la complicación, barrera o revés es demasiado intensa y difícil de soportar para el niño o su entorno, el psicomotricista puede intervenir desde un proceso educativo o terapéutico psicomotriz para reconstruir la historia utilizando los medios propios de nuestra disciplina entre ellos, como se ha comentado anteriormente y ampliamos a continuación: el juego narrativo y el cuento jugado.

La Importancia del grupo en la intervención psicomotriz

Como hemos comentado anteriormente, nos co-construimos en sociedad; somos lo que somos gracias a los demás. La esencia de nuestro ser está intrínsecamente ligada a los otros, y esta interdependencia se manifiesta de manera poderosa en la sesión psicomotriz grupal ya sea educativo o terapéutico. Desde el primer momento en que concebimos el trabajo en grupo, entendemos que estos "otros" deben intervenir en el proceso preventivo, educativo o de ayuda en la reconstrucción del sujeto. El grupo no es simplemente un agregado de individuos; es un ente dinámico y transformador, capaz de generar efectos profundos en cada uno de sus miembros.

Cada individuo en la narrativa de su vida y en el juego puede tener aliados y antagonistas que enriquecen la historia, personajes principales que participan activamente y co-construyen la trama junto a él. Estos personajes son fundamentales, ya que proporcionan el conflicto necesario y son lo suficientemente complejos para mantener viva la narrativa.

Además de los personajes principales, existen los papeles de apoyo, que son esenciales para que el protagonista avance en su historia. Ningún protagonista puede atravesar su viaje en solitario; siempre necesitará de quienes le proporcionen ayuda, consejo, o incluso de aquellos que le presenten obstáculos. Estos personajes dan profundidad y peso a la historia, enriqueciendo la trama. Sin embargo, debemos ser cautelosos, ya que un exceso o una escasez de estos personajes puede desequilibrar la narración.

La eficacia de un grupo terapéutico radica en su composición, que debe ser cuidadosamente pensada y planificada. Un grupo verdaderamente complementario es aquel en el que existe una conexión significativa entre sus miembros, una conexión que nos permite crecer juntos. Esta complementariedad no es accidental; es el resultado de un diseño consciente que busca potenciar las relaciones interpersonales para que cada individuo pueda desarrollarse plenamente.

Es fundamental que el grupo mantenga una estabilidad básica. Solo con esta estabilidad podemos garantizar que el proceso de crecimiento sea efectivo y sostenido en el tiempo. Sin embargo, también debemos ser flexibles y evitar la rigidez en la composición del grupo. Las dinámicas grupales cambian conforme los individuos crecen y evolucionan, y lo que hoy es beneficioso, mañana podría no serlo. Las posiciones dentro del grupo son fluidas y deben ajustarse a las necesidades y avances personales de sus miembros.

Un grupo complementario es, ante todo, un espacio de escucha y acogida. Dentro de este grupo, se crea un interés genuino y un profundo deseo de pertenencia. Lo que ocurre en el seno del grupo se vive con una intensidad afectiva que es catalizadora de cambios. Aquí es donde nuestra labor como profesionales se vuelve crucial; debemos manejar esta intensidad emocional con cuidado y dirección, facilitando el proceso de transformación.

En un grupo verdaderamente complementario, la emoción de quien participa se comparte y se expande. Este contagio afectivo permite prestar ayuda de manera inmediata a aquellos que sienten abandono, tristeza o cualquier otra emoción dolorosa. A través de la interacción, cada miembro del grupo tiene la oportunidad de expresar su opinión sobre temas de interés común, y al ser reconocido por sus compañeros, se siente recompensado. De esta manera, los integrantes del grupo actúan como espejos unos de otros, reflejando, escuchando e interpretando las vivencias compartidas.

El grupo no solo facilita los logros individuales, sino que también potencia aquellos logros relacionados con el placer sensoriomotriz y el control motriz. En el contexto grupal, el niño aprende a disfrutar de la acción, ganando seguridad en sus propias capacidades. Esta seguridad, a su vez, le anima a mejorar sus habilidades instrumentales, relacionales, comunicativas y representativas, tal como hemos detallado en trabajos anteriores (Muniáin, Serrabona, et al., 2000).

Con relación al tiempo de representación verbal que suele producirse al final de la sesión de psicomotricidad, las funciones del grupo, en este contexto, son múltiples y cruciales:

- **Escuchar** con atención y acogimiento, mostrando un interés espontáneo por lo que se dice, ya que las palabras y acciones de los demás nos afectan profundamente.

- **Vivir la emoción** del que habla, permitiendo que el contagio afectivo fluya libremente dentro del grupo.

- **Prestar ayuda** inmediata a aquellos que experimentan emociones difíciles, como el abandono o la pena.

- **Opinar y participar** activamente en discusiones sobre temas relevantes, aportando cada uno su perspectiva.

- **Recompensar** al que habla, reconociendo su contribución y valorando su participación.

- **Actuar**, especialmente cuando se transita del plano imaginario al simbólico, facilitando que las fantasías sean acogidas y dirigidas hacia una realidad compartida.

- **Ser una caja de resonancia**, amplificando las emociones y pensamientos de cada miembro, permitiendo que resuenen en el grupo.

- **Posibilitar la actuación** del modelo afectivo, tanto en el plano individual como en el grupal, favoreciendo un entorno de crecimiento emocional y relacional.

En resumen, el grupo tanto en el tiempo de acción como en el tiempo de representación verbal, es un espacio de co-construcción, un terreno fértil donde las emociones, las ideas y las experiencias se entrelazan, formando una red que sostiene y nutre a cada uno de sus miembros. Es en esta interacción constante, en esta danza de afectos y pensamientos, donde reside la verdadera fuerza transformadora del grupo en el trabajo de educativo y de ayuda.

El juego en psicomotricidad como recurso para elaborar el mundo afectivo-fantasioso

Para que un niño pueda jugar y experimentar el mundo lúdico de manera plena, es imprescindible que se sienta en un entorno que contenga sus ansiedades. Si este entorno no es suficientemente seguro, el niño tiende a recurrir a maniobras de autoestimulación o comportamientos que protejan su equilibrio psíquico. En nuestra práctica como educadores o terapeutas psicomotrices, utilizamos el juego no solo porque es necesario, sino porque se convierte en el principal vehículo de relación y comunicación para el niño, generando un placer relacional que fortalece el vínculo terapéutico.

El juego, entendido como una actividad que contiene una actitud libre y placentera, es esencial en tanto que se aplica a diversas situaciones de la vida y potencia las diferentes dimensiones de la persona. Para que consideremos una actividad como juego, esta debe cumplir con ciertas propiedades: proporcionar placer, ofrecer una experiencia de libertad, ser un proceso en sí mismo, implicar acción, requerir seriedad y esfuerzo, y, por encima de todo, incluir la simulación o el "hacer como si".

A través del juego, el niño no solo experimenta con personas y objetos, sino que también almacena información en su memoria, resuelve problemas, aprende a controlar sus reacciones e impulsos emocionales, e interpreta acontecimientos nuevos y, en ocasiones, estresantes. En definitiva, el juego se convierte en un medio fundamental para aprender a vivir.

El desarrollo del juego sigue una progresión que se ajusta al momento evolutivo de cada niño. Si bien todas las fases del juego son importantes y deben ser vividas positivamente, nos centraremos en los juegos simbólicos, y particularmente en aquellos afectivo-fantasiosos, debido a su relevancia en la elaboración de los conflictos internos y externos que el niño puede experimentar.

Los juegos afectivo-fantasiosos se inscriben dentro del ámbito del juego simbólico, donde se abordan necesidades afectivas, pulsiones, emociones, sentimientos, deseos, placeres, alegrías, temores, celos, agresividad, y todo lo relacionado con lo imaginario y la fantasía. En la vida del niño, todo está intrínsecamente conectado. Las vivencias imaginarias inconscientes están presentes de manera irrefutable en cualquier acción, y especialmente en el juego.

En estos juegos, es fundamental considerar las características propias de cada edad y cada niño en particular. Temas como la afirmación del yo, el oposicionismo, la sociabilidad, la ambivalencia en la relación con el adulto, el mundo imaginario, la relación triangular (conflictos de celos, necesidad de conquistar, de compartir), la complejidad de los afectos, y los miedos y temores profundos, son todos aspectos que surgen y se trabajan a través del juego.

Al promover estos juegos, buscamos ayudar al niño a transitar de una omnipotencia mágica, donde se identifica con fuerzas imaginarias, hacia un poder real, surgido de un yo emergente y una seguridad progresiva. Facilitamos así el camino desde una fragilidad imaginaria, llena de poderes y personajes percibidos como peligrosos, hacia una fragilidad real, donde el niño, al enfrentarse a sus necesidades, desarrolla una mayor tolerancia a la frustración, acepta límites y aprende a aplazar la satisfacción de sus deseos.

En definitiva, nuestro objetivo es ayudar al niño a evolucionar desde una omnipotencia imaginaria hacia una potencia real, y desde una fragilidad imaginaria hacia una fragilidad real. Este proceso de control y equilibrio del mundo afectivo y fantasioso es esencial para el niño, quien se encuentra inmerso en un proceso interminable de armonización de este mundo con su vida íntima consciente.

A lo largo de nuestra experiencia y estudio de casos, hemos identificado y desarrollado diferentes tipos de juegos que favorecen el desarrollo psicomotriz a través de la elaboración del mundo afectivo-fantasioso. A continuación, detallamos estos juegos y sus características:

- **Juegos de destrucción-construcción:** Estos juegos están asociados con el deseo de afirmación y poder. Según Ruiz de Velasco y Abad (2011), la destrucción en estos juegos no implica simplemente romper, sino transformar y reorganizar. La famosa "muralla de cojines" que utilizamos al iniciar una sesión simboliza la aceptación de la necesidad del niño de afirmar su fuerza, permitiéndole descargar y posteriormente elaborar sus emociones. La creatividad en estos juegos surge de la dinámica de destrucción y construcción.

- **Juegos de oposición:** Estos juegos permiten la expresión y elaboración de aspectos esenciales del mundo afectivo y fantasmático. La oposición, ya sea verbal o muscular, moviliza afectos y fantasías, así como sistemas motrices y cognitivos, favoreciendo el desarrollo identitario del niño.

- **Juegos de persecución:** En estos juegos, se establece la división entre lo bueno y lo malo, permitiendo al niño enfrentarse y dominar sus miedos. La intensidad emocional ajustada en estos juegos ayuda a desdramatizar situaciones de miedo, proporcionando seguridad y alimentando el narcisismo.

- **Juegos de escondite y refugio:** Estos juegos, que tienen sus orígenes en los juegos de presencia y ausencia, permiten trabajar el cuerpo afectivo-fantasioso del niño, satisfaciendo su necesidad de ser buscado, encontrado y reconocido.

- **Juegos de roles con dinámicas familiares:** A través de estos juegos, los niños expresan vivencias afectivas profundas relacionadas con la identificación o la búsqueda de figuras parentales, permitiéndoles elaborar experiencias de maltrato o cuidado y representar sus fantasmas.

- **Juegos de roles de poder-sumisión:** En estos juegos, los niños exploran y ensayan roles sociales, como el poder y la sumisión, permitiendo el intercambio de roles que favorece el desarrollo psicomotor y social.

- **Juegos de roles de sanación:** Estos juegos simbolizan procesos de muerte y resurrección, permitiendo al niño confrontar y elaborar sus miedos a la enfermedad y la muerte, y construyendo historias de esperanza y reparación.

- **Juegos de proyección verbal:** Estos juegos permiten la verbalización de situaciones concretas, ayudando al niño a proyectar y anticipar la acción, y a dar rienda suelta a su fantasía.

- **Juegos de provocación y humor:** Estos juegos requieren un vínculo afectivo seguro y permiten desdramatizar la realidad, aliviar tensiones, y movilizar al niño hacia una mejor tolerancia a la realidad.

- **Juegos inducidos por cuentos clásicos vivenciados:** Los cuentos, especialmente los clásicos, ayudan a los niños a elaborar miedos y fantasías, concretando sus temores y externalizando problemas. La vivencia motriz de los cuentos refuerza la percepción de los contenidos y facilita la estructuración del universo cognitivo, emocional y relacional del niño.

Estos juegos no solo favorecen el desarrollo psicomotriz, sino que también permiten al niño enfrentar y elaborar su mundo afectivo-fantasioso de manera segura y creativa, promoviendo su crecimiento integral

En nuestra labor de observación cualitativa de los juegos afectivo-fantasiosos es fundamental ya que nos permite concentramos en la observación directa, poniendo especial atención en la elección de los materiales que los niños utilizan, así como en el proceso de construcción del dispositivo necesario para el desarrollo del juego. Asimismo, prestamos atención al grado de participación y al modo en que se desenvuelve la actividad. Este enfoque lo complementamos con la observación posterior al juego, que puede incluir la representación verbal (Muniain, J.L. y Serrabona, J., 2000), el dibujo, e incluso el uso de cuestionarios programados para captar las impresiones y reflexiones de los niños, tal como hemos comentado anteriormente.

Al analizar las distintas situaciones que surgen en torno al juego, observamos elementos clave como la permanencia o variabilidad en las identificaciones de los niños con ciertos roles o personajes, la profundidad emocional que subyace en sus acciones, y la manifestación de agresividad, ya sea en forma de defensa o ataque. Pero lo más significativo para nosotros es la presencia en el juego: cómo el niño se posiciona y se involucra dentro de la actividad, lo cual nos ofrece una ventana directa a su mundo interno.

A través de estos juegos, se revelan vivencias imaginarias inconscientes que reflejan aspectos como la seguridad que los niños sienten, sus competencias personales, y la calidad de su mirada relacional, lo cual nos permite valorar la solidez de sus vínculos afectivos y su capacidad para organizar y expresar pensamientos de manera lógica, es decir, la manifestación de sus funciones ejecutivas.

También emergen vivencias afectivas negativas, tales como temores profundos, experiencias de agresividad o maltrato, y sentimientos de ausencia y muerte afectiva. De igual manera, identificamos experiencias relacionadas con la sensación de estar atrapado y el deseo de escapar. Estas observaciones nos permiten no solo comprender mejor el estado emocional y psicológico de los niños, sino también intervenir de manera más efectiva para apoyarlos en su desarrollo integral.

Cuentos Vivenciados Motrizmente

Como hemos comentado en la introducción, el juego y el cuento son dos de las vías que la infancia se apropia como recurso para comprender y actuar sobre el mundo, constituyendo elementos esenciales para la construcción de la consciencia de uno mismo y de su entorno. En este apartado intentamos conjugar ambos recursos, en lo que hemos dado en llamar, los cuentos vivenciados motrizmente.

Es fundamental, en primer lugar, reconocer la importancia de la imaginación en el proceso de externalización de problemas, especialmente a través de los cuentos, que permiten a los niños explorar universos encantados donde la magia actúa como un refugio frente a las dificultades de la vida real. Como lo señala Brasey (1999): "Lo que caracteriza a los cuentos de hadas es lo maravilloso y lo milagroso; es decir, el acceso repentino al cambio en un instante creativo que proporciona directamente la respuesta a la pregunta formulada". En este sentido, los cuentos ofrecen un espacio seguro donde los niños pueden dar rienda suelta a su imaginación, permitiéndoles enfrentarse, tanto real como imaginariamente, a las amenazas que perciben en su entorno cotidiano.

Todos necesitamos el consuelo que nos brinda la imaginación para navegar por las realidades cotidianas, que, sin el aporte de los sueños, ya sean nocturnos o diurnos, podrían tornarse insoportables. Sin los cuentos u otras formas de compensación, como el juego simbólico, tanto niños como adultos seríamos presa de la cólera y el deseo de venganza, incapaces de separarnos de una realidad que puede resultar agobiante. Estas historias nos ofrecen una esperanza, que, aunque frágil, nos permite aventurarnos más allá del inhóspito territorio del problema.

Partimos de la hipótesis de que los cuentos, en especial los clásicos, juegan un papel crucial en el desarrollo integral del niño. No obstante, creemos firmemente que cuando los cuentos son vivenciados corporalmente a través de la experiencia motriz, se refuerza de manera significativa la internalización de los contenidos que pretendemos que los niños asimilen y elaboren.

Los cuentos ayudan a los niños a procesar sus fantasías y miedos, evitando que estos bloqueen su desarrollo integral. Además, estructuran su universo cognitivo, emocional y relacional, lo que les confiere un valor preventivo, pedagógico y terapéutico indiscutible. Según Brasey (1999), estos relatos, aunque revestidos de simplicidad infantil, son en realidad guías prácticas diseñadas para desvelar los grandes principios que rigen la vida y la evolución humana.

Los cuentos, especialmente los de hadas, comparten temas esenciales que trascienden culturas y épocas. Solo aquellas historias capaces de provocar una impresión profunda y duradera han sido transmitidas de generación en generación. Según la RAE (1992), un cuento es un "relato breve de hechos imaginarios, de carácter sencillo, con finalidad moral o recreativa, que estimula la imaginación y despierta la curiosidad". De esta definición, extraemos tres elementos fundamentales que subrayan el valor del cuento: curiosidad, imaginación y esperanza.

La **curiosidad** es el motor que impulsa al niño a conocer su entorno. Proviene del latín *curiositas*, que significa "deseo de saber". Este deseo se manifiesta como una inquietud, un sentimiento de que algo falta, y motiva al niño a buscar respuestas, estableciendo una conexión entre su desarrollo intelectual, emocional e intereses.

La **imaginación** es otro componente esencial. Los cuentos de hadas, según Brasey (1999), se caracterizan por lo maravilloso y milagroso, proporcionando un cambio creativo que responde a las preguntas del niño. La imaginación, alimentada por estos relatos, actúa como un salvavidas en un mundo de realidades que, sin sueños, sería difícil de soportar.

Finalmente, la **esperanza** es el elemento que sostiene al niño frente a las adversidades. Bettelheim (1997) señala que los cuentos permiten a los niños pensar que, pese a las dificultades actuales, llegará un día en que superarán sus miedos y angustias, obteniendo finalmente el reconocimiento y la justicia que merecen. Este componente es crucial, ya que los cuentos de hadas, con sus finales felices, brindan la promesa de que el conflicto y la angustia llegarán a su fin, dejando espacio para una etapa más feliz.

La vivencia del cuento a través del **movimiento** es central en este proceso. Para que un cuento tenga un impacto positivo, debe ser sentido y vivido por el niño, conectando con sus intereses. El movimiento, junto con el lenguaje, es uno de los principales logros del niño pequeño y actúa como vehículo en las sesiones de cuentos vivenciados. A través de esta interacción, el cuento aborda y estimula todas las dimensiones del niño: conativa, cognitiva, relacional, social, afectiva y ética. La motricidad, entendida como la piedra angular de todas estas dimensiones, implica una integración total de la persona, abordando aspectos cruciales de su desarrollo integral.

La **identificación** juega un papel crucial en este proceso. Es el mecanismo psicológico mediante el cual un niño asimila características de un personaje y, en cierto grado, se transforma a su imagen. En general, el niño elige espontáneamente a un personaje del cuento con el cual se identifica, absorbiendo aspectos de su personalidad y aprendiendo cómo resolver conflictos. Estas historias, cuanto más se repiten, más riqueza desvelan, y los niños, conscientes de ello, suelen pedir que se les cuente la misma historia una y otra vez.

El proceso de **elaboración de un cuento vivenciado motrizmente** implica varias etapas:

1. Comenzamos por narrar el cuento en clase, lo que favorece la anticipación de la acción, aunque también requiere un aplazamiento del deseo y una inhibición voluntaria.

2. Enmarcamos el cuento en un ritual de entrada, utilizando preguntas o frases como "Había una vez..." para iniciar la vivencia.

3. Favorecemos la identificación de los niños con un personaje y distribuimos el espacio físico en función de los escenarios del cuento.

4. Permitimos zonas de juego libre, lo que ofrece un respiro de la presión narrativa.

5. El psicomotricista asume diferentes personajes a lo largo de la narración, utilizando señales como posturas, tono de voz o vestimenta para facilitar la identificación.

6. Seleccionamos y acentuamos las secuencias más significativas del cuento, integrando actividades motrices dirigidas cuando sea apropiado.

7. Creamos un nivel de tensión emocional ajustado al grupo, cuidando que el final sea claro y feliz.

Al final de la sesión, promovemos la reflexión libre y emocional sobre la experiencia vivida, pidiendo a los niños que representen el cuento a través de dibujos o modelados.

Los objetivos de los cuentos vivenciados incluyen fomentar la simbolización, el placer sensomotriz, la creatividad, la competencia motriz y, sobre todo, la autoestima.

La estructura de la sesión de cuentos vivenciados sigue un esquema similar al de otras sesiones, con una entrada, un núcleo y una salida, cada una cuidadosamente diseñada para maximizar el impacto del cuento vivenciado. Nos aseguramos de que el cuento esté adaptado al grupo y que la narración sea flexible, combinando momentos de motricidad espontánea con el juego dirigido.

En resumen, creemos firmemente que los cuentos vivenciados motrizmente ofrecen una herramienta poderosa para el desarrollo integral del niño, abordando de manera simultánea y equilibrada todas las dimensiones de su ser. Estos cuentos, vividos a través del cuerpo y el movimiento, no solo facilitan la comprensión y elaboración de contenidos, sino que también potencian la creatividad, la resiliencia y el bienestar emocional, sentando las bases para un desarrollo sano y pleno.

Otras técnicas y estrategias narrativas en el abordaje psicomotriz

En nuestro enfoque psicomotriz, empleamos diversas técnicas narrativas que nos permiten adentrarnos y trabajar en las dimensiones emocionales y cognitivas adaptándonos evidentemente al momento evolutivo de los niños. Estas técnicas las clasificamos en tres categorías fundamentales:

Historias Contadas:

Aquí nos centramos en la narración en primera persona, donde el niño o el terapeuta relatan experiencias desde su perspectiva, lo que fomenta la identificación y la introspección. La narración colectiva, por su parte, permite que todos los participantes contribuyan a la construcción de una historia compartida, lo que fortalece el sentido de comunidad y pertenencia. También incluimos la narración devuelta, en la que alguien relata lo que ha escuchado sobre la historia de un tercero, facilitando la reflexión desde una perspectiva externa. Además, utilizamos técnicas de visualización, que invitan a los niños a imaginar y explorar escenarios internos, potenciando así su capacidad para proyectar y procesar emociones.

Historias Actuadas:

Incluyen la dramatización de historias, donde los niños representan físicamente lo que relatan, lo que les permite vivenciar y procesar sus emociones de manera segura y controlada. La escenoterapia, que utiliza el teatro como medio terapéutico, facilita la exploración de roles y situaciones conflictivas en un contexto lúdico. Las esculturas y coreografías, por su parte, permiten expresar simbólicamente sentimientos y pensamientos, favoreciendo la comunicación no verbal. El uso de marionetas y muñecos como intermediarios de la narrativa proporciona un canal seguro para la proyección de conflictos internos. Finalmente, los cuentos vivenciados, como hemos comentado en el apartado anterior, en los que los niños se sumergen completamente en la historia, les permiten explorar y resolver problemas desde una perspectiva lúdica.

Historias Escritas:

Cuando el niño, adolescente tienen capacidad de narrar por escrito proponemos la creación de mini-historias, que pueden incluir afirmaciones, apreciaciones o agradecimientos, y que sirven como herramientas de reflexión y autovaloración.

También promovemos la lectura de historias ajenas para fomentar la empatía y el aprendizaje a través de experiencias de otros. La redacción de la propia historia, donde el niño escribe sobre sus vivencias, se convierte en un proceso educativo o terapéutico que le permite construir o reconstruir su narrativa personal. Finalmente, la escritura y lectura de cartas, como veremos a continuación, es una herramienta versátil que utilizamos para consolidar aprendizajes y promover la externalización de problemas, creando un espacio seguro para la expresión emocional.

Estas técnicas y estrategias se implementan dentro de la sala de psicomotricidad, generalmente se plantean al principio o final de la sesión en función si han de realizar una función de motivación o de reflexión, adaptándose a las necesidades del niño, los objetivos terapéuticos específicos y la secuencia de juego que se desarrolle.

La Redacción de Cartas:

Una de las técnicas narrativas más poderosas en nuestro abordaje es la redacción de cartas, un recurso que Michael White popularizó y que empleamos para externalizar el problema y generar narrativas alternativas que empoderen al niño. Las cartas, por su naturaleza tangible y perdurable, pueden ser utilizadas en cualquier etapa del tratamiento. Al inicio, nos sirven para acomodar y orientar el proceso terapéutico; hacia el final, actúan como herramientas de desafío, motivando al niño a consolidar los cambios logrados.

En el contexto psicomotriz, las cartas cumplen diversas funciones: informan a personas ausentes, como padres o maestros, sobre lo acontecido en la sesión; convocan a miembros significativos a nuevas reuniones; o construyen movimientos estratégicos que dinamizan el proceso terapéutico, buscando acomodación, desafío, provocación o incluso responsabilización por parte del niño.

Por ejemplo, en una sesión en la que Noé y nosotros exploramos una isla imaginaria, experimentando tanto a nivel sensomotriz como simbólico, concluimos la actividad escribiéndole una carta durante el tiempo de representación:

"Apreciado Noé: llegaste a esta isla cansado, agotado, frágil... Habías luchado mucho para llegar y sobrevivir en la isla. Cuando descansaste en la playa, el sol te calentó y te dio fuerza, lo que te permitió levantarte porque siempre lo haces y empezar a alimentarte muy bien. Tú también eres como Tarzán: pudiste hacerte fuerte en la selva; cada vez más, los animales te respetan porque eres fuerte y listo, porque te esfuerzas en lo que haces, y así te has convertido de un niño frágil en un gran luchador. Cuando regreses de la isla, te veremos grande y fuerte. Saludos y ven pronto: Joaquín, Mónica, Miguel, Gerard y Pau."

El mito de Tarzán nos permitió enviar a Noé un mensaje sobre la superación, reforzando la idea de que, a través del esfuerzo personal, uno puede transformarse en alguien fuerte y competente.

Los niños suelen responder particularmente bien a estos mensajes narrativos. Recuerdo otra sesión en la que dramatizamos el cuento de "Los tres cerditos". Noé captó el mensaje implícito: construir una casa fuerte y resistente lo protegería del peligro (el lobo), lo que, en términos psicológicos, se traduce en que cuanto más fuerte sea su Yo, más capacidad tendrá para enfrentar y superar las adversidades.

A continuación, presentamos otra carta que el grupo redactó para Noé, en la que reflejamos nuestra percepción positiva de él, ayudándole a verse como el protagonista de una historia alternativa que lo empodera y refuerza su autoestima:

"Apreciado Miguel: Estamos todos tus amigos reunidos para escribirte una carta. Una carta que nos salga del corazón y también de la boca. Pensamos que, aunque pareces un poco payaso, tienes mucha vida, y por eso te mueves tanto, aunque podrías tener tanta vida sin necesidad de moverte tanto. Eres buen amigo, buen compañero. Ferrán dice de ti: que eres un juguetón. Manu: un pijotas de marca! Paula: 'Se hace el tonto', aunque no nos creemos que lo sea. Ana tiene una buena impresión de ti, le gustas porque eres simpático y no eres pegón. Raquel está encantadísima contigo porque le gusta sobre todo tu forma de mirar y sonreír. Manu también te quiere mucho, le caes muy bien, porque aunque Manu es muy pegón, te cuida mucho. Eduard, aunque sabe que molestas bastante, también le caes muy bien, porque ve todo lo bueno que llevas dentro. Como la carta ya está acabando, ¡vamos a jugar!"

(Firmas de todo el grupo)

Juegos e Ideas sobre Cartas (White y Epston, 1993):

*   **Confeccionar cartas** al final de la sesión que reflejen lo ocurrido. Pueden ser realizadas por los terapeutas, por el grupo o solo por los niños. Se pueden repartir copias en la siguiente sesión.

- **Leer la carta del último día** en el tiempo de acogida, lo que permite mantener un hilo argumental y preparar el siguiente núcleo de la sesión.

- **Escoger a una persona en secreto** para observarla durante la sesión y luego enviarle una carta durante el tiempo de despedida.

- **Elegir a un niño** para que, centrado en el grupo, se le escriba una carta en voz alta y se le entregue luego una copia.

- **Escribir cartas a los difuntos** y ritualizar su envío, por ejemplo, quemándolas.

- **Escribir cartas a antepasados, maestros, padres, hermanos** u otras personas significativas.

- **Escribir cartas entre todos**, cada uno redactando un párrafo.

- **Escribir cartas de resentimiento o emociones de cierre**, como clasifica el filósofo sevillano Josemi Valle (2016), y luego quemarlas o romperlas.

- **Escribir cartas de apertura** (Valle, J. 2016), guardarlas y releerlas compartiéndolas.

Como bien señala Epston (1994), "las palabras de una carta no se desvanecen ni desaparecen como lo hace la conversación; permanecen en el tiempo y en el espacio, otorgando un valor especial al mensaje. La carta cuenta una historia, más que exponer o explicar algo, y se estructura para narrar una historia alternativa que surge del proceso terapéutico, documentando así la evolución, los avances actuales y las previsiones de futuro".

Consejos para Escribir Cartas con Valor Terapéutico (M. White, 1995):

- **Citas textuales**: Utilizar citas de las notas tomadas durante la sesión permite que el protagonista de la carta lea sus propias historias en su propio lenguaje y metáforas.

- **Preguntas reflexivas**: Insertar preguntas a lo largo de la carta o terminar con una reflexión en forma de pregunta, lo que abre nuevos caminos para la reflexión y la especulación.

- **Verbos reflexivos**: Crear una relación agente entre el sujeto y el objeto, implicando que uno es capaz de descubrir y comprender más cosas sobre sí mismo.

- **Uso del gerundio**: Este recurso puede dar una sensación de progreso y movimiento, favoreciendo la externalización.

- **Uso del subjuntivo**: Referirse a acciones juiciosas, indefinidas o contingentes o posibilidades futuras.

- **Juegos de palabras y humor**: Incorporar juegos de palabras o expresiones irónicas para añadir un toque de humor y facilitar la reflexión.

- **Exteriorización de la trama del problema**: Facilitar la disociación entre el niño y el problema, permitiéndole observarlo desde una distancia segura.

- **Engrosar la contratrama**: Destacar la competencia del niño y desarrollar una historia alternativa coherente que refuerce su sentido de competencia y valor personal.

Así, la narrativa no solo se convierte en un vehículo para la exploración terapéutica, sino también en una herramienta para la construcción de un yo más fuerte, resiliente y consciente de sus propias capacidades.

Aportes de la intervención psicomotriz y la narrativa en el desarrollo infantil

La intervención psicomotriz constituye un enfoque integral que nos permite adaptar nuestras estrategias y técnicas educativas y terapéuticas, a las necesidades específicas de cada niño, como son las técnicas narrativas, con el objetivo último de fomentar su autonomía. Este enfoque ofrece un marco metodológico amplio y flexible, donde se facilita la experiencia afectiva, motriz, relacional y cognitiva del niño. La mirada del psicomotricista sobre las expresiones y producciones del niño verbales y no verbales, es crucial, ya que nos proporciona información valiosa para evaluar sus capacidades de integración sensorial, así como sus intereses, habilidades y dificultades en relación con su cuerpo, con los demás y con el entorno.

En este espacio educativo o terapéutico, se promueve un aumento de las modalidades interactivas y se facilita la conexión entre los afectos y las acciones motrices del niño. Estas acciones, que emergen a partir de la vivencia y la experiencia compartida, se transforman en intencionales y adquieren significado. A través de esta vivencia compartida, caracterizada por el placer, el bienestar y la seguridad, el niño comienza a integrar sus experiencias, reconociéndolas primero, para luego evocarlas y, finalmente, representarlas.

Este proceso de construcción conjunta no solo permite al niño constituirse como sujeto, sino que también ayuda al adulto, siempre en función de las necesidades, intereses y capacidades intersubjetivas. De esta manera, la psicomotricidad ofrece un espacio acogedor para abordar las problemáticas relacionadas con la necesidad de reconocimiento, comunicación y afectividad.

El papel del terapeuta psicomotriz

Para observar y valorar los indicadores y síntomas de alteración o bloqueo en el desarrollo, es imprescindible una formación sólida que nos permita comprender los fenómenos y transformaciones que ocurren en el proceso de desarrollo infantil hacia la construcción de la identidad. Este conocimiento es fundamental para que podamos proponer y acompañar situaciones que favorezcan la experimentación y el aprendizaje explícito de aquellos aspectos de la interacción que, en un niño con un desarrollo "normal," se estructuran de manera implícita.

El análisis de la literatura, junto con el estudio de casos y entrevistas realizadas, nos confirma la importancia crítica del rol del psicomotricista en el desarrollo saludable del niño, especialmente en el ámbito del juego afectivo-fantasioso. Como psicomotricistas, debemos poner nuestras capacidades al servicio de la transformación de los sentimientos y acciones del niño. Para ello, es fundamental establecer una relación positiva y sólida, ya que los sentimientos positivos se desarrollan en el contexto de relaciones positivas con los adultos.

La comunicación es un elemento esencial en el tratamiento de la vida emocional del niño. Para que esta comunicación sea efectiva, debemos crear vínculos adecuados y un ambiente libre de ansiedad. La interacción entre psicomotricista y niño debe darse en una atmósfera positiva, que fomente el conocimiento mutuo y facilite un diálogo terapéutico que se ajuste a las acciones y necesidades del niño.

En nuestra intervención psicomotriz, no podemos dejar las emociones fuera; más bien, debemos integrarlas completamente, reconociendo que nuestro propio manejo emocional sirve de modelo para el niño. Es crucial crear un ambiente enriquecedor y positivo, en el que tanto los psicomotricistas como los alumnos o pacientes nos sintamos satisfechos. Para ello, podemos seguir algunas pautas:

(1) creer en la importancia de controlar nuestras respuestas a los comportamientos de los niños;

(2) ser conscientes de que nuestra intervención está influenciada por la interpretación que hacemos de su comportamiento, y que esta interpretación es modificable;

(3) comprender las razones detrás de las acciones de los niños, lo que nos ayuda a reducir la ansiedad y la irritación;

(4) aumentar nuestra percepción positiva de los niños, lo que repercute en una disminución del estrés; y

(5) mejorar nuestra competencia emocional siguiendo pasos como calmarnos, entender lo que nos ocurre, buscar soluciones, aplicarlas, revisarlas, y ajustar según sea necesario.

Las acciones que ocurren durante las sesiones son importantes en los procesos de ayuda, pero lo fundamental es que desarrollemos un sistema de actitudes que permita un diálogo terapéutico genuino. Es necesario un acogimiento cálido y una toma de conciencia de las necesidades del niño, lo que favorece la expresión de sus emociones y fantasías en un marco lúdico.

Epílogo

Para concluir, podemos afirmar que descubrir las posibilidades narrativas de nuestra acción y nuestra imaginación es un proceso fascinante. Aún más, cuando esa narrativa se convierte en una herramienta creativa para superar problemas y potenciar nuestras capacidades. A través del juego especialmente narrativo, trabajamos dimensiones fundamentales como la autocomprensión y el autocontrol. Esta capacidad de narrar nos permite expandir la percepción y el sentimiento del mundo que nos rodea, aprender de manera integral, y mejorar tanto la memoria como la concentración. Como resultado, logramos una mejora integral en la calidad de vida.

En este capítulo hemos querido destacar la importancia de permitir que los juegos afectivo-fantasiosos se trabajen dentro de las sesiones de psicomotricidad, ya sea de forma espontánea o propuesta desde una perspectiva narrativa. Estos juegos aportan un significado profundo detrás de cada modalidad, que puede expresarse a través de diversos materiales y formas cuidadosamente seleccionadas.

El enfoque psicomotriz favorece el desarrollo madurativo y la construcción de la identidad del niño, guiándolo desde la impulsividad y la búsqueda de placer inmediato hacia la planificación y la capacidad de demorar la satisfacción, habilidades cruciales para superar los obstáculos y peligros del camino. En particular, los juegos afectivo-fantasiosos nos permiten observar el desarrollo de los aspectos emocionales y relacionales del niño, así como otras funciones ejecutivas como la inhibición voluntaria, la memoria, la flexibilidad cognitiva, la planificación y la toma de decisiones.

Este capítulo, también nos permite una primera clasificación de los tipos de narrativas que moviliza el sujeto en función del juego, lo que nos ayuda a entender mejor cómo el juego revela la narrativa interna del conflicto entre el deseo de fusión y el deseo de identidad, un proceso que se inicia en el entorno seguro del hogar y se extiende hacia la exploración del mundo externo.

En conclusión, reafirmamos lo expuesto en estudios previos: descubrir las posibilidades narrativas de la acción motriz y la imaginación es un proceso fascinante. Aún más, transformar esta narrativa psicomotriz en una herramienta creativa puede ser fundamental para ayudar a los niños a superar problemas y potenciar sus capacidades.

Referencias bibliográficas

Bettelheim, B. (1995). *Psicoanálisis de los cuentos de hadas.* Barcelona: Crítica.

Brasey, E. y Debailleul, J.P. (1999). *Vivir la magia de los cuentos.* Madrid: EDAF.

Bruner, J. (1991). *Actos de significado: más allá de la revolución cognitiva.* Madrid: Alianza.

Bryant, S. (1987). *El arte de contar cuentos.* Barcelona: Hogar del libro.

Freeman, J.; Epston, D. y Stacey, (1995). *Terapia narrativa con niños.* Barcelona: Paidós.

Linares, J. L. (1996). *Identidad y narrativa: la terapia familiar en la práctica clínica.* Barcelona: Paidós.

Mato, D. (1991). *Cómo contar cuentos.* Caracas: Monte Ávila editores.

Muniáin, J.L. y Serrabona, J. (2006). *Manual de educación psicomotriz para educadores creativos.* Barcelona: Ed. propia.

Muniáin, J. L. y Serrabona, J. (2000). La representación verbal en psicomotricidad de integración. *Revista Iberoamericana de Psicomotricidad y Técnicas Corporales,* 0, 85-102.

Neimeyer, R. y Mahoney, M. (1998). *Constructivismo en psicoterapia.* Barcelona: Paidós.

Rowshan, A. (2001). *Cómo contar cuentos.* Barcelona: RBA Libros.

Serrabona, J. (2002). Los cuentos vivenciados: imaginación y movimiento. *Revista Iberoamericana de Psicomotricidad y Técnicas Corporales,* 5, 63-76.

Serrabona, J. (2009). Abordaje narrativo de la psicomotricidad: Acción, palabra, narración. *Revista Iberoamericana de Psicomotricidad y Técnicas Corporales.*

Serrabona, J. (2016). *Abordaje psicomotriz en las dificultades del desarrollo.* Barcelona: Horsori.

White, M. y Epson, D. (1993). *Medios narrativos para fines terapéuticos.* Barcelona: Paidós.

CAPÍTULO 5
COMENTARIO DE APERTURA

En Junio de 1980 el que estás líneas escribe recibió su título de Lic. en Psicología de la Universidad de Buenos Aires. Con el mismo en mano se sintió con la herramienta que necesitaba para ejercer su rol de psicoterapeuta. Él y la inmensa mayoría de los compañeros con los que había cursado las diferentes materias contaban con un arsenal de principios sólidos para la práctica clínica de pacientes adolescentes y adultos. Los mismos podían expresarse en ideas muy concretas:

1) El psicoanálisis es la **única** práctica válida para la promoción de la salud mental.

2) Toda otra línea conceptual en la concepción de la salud mental es superficial, no profunda. Realiza cambios menores en la vida de las personas que están irremediablemente destinadas a sufrir. Más tarde o más temprano los síntomas se desplazarán y emergerá su problemática con más bríos.

3) Que el paciente acepte realizar las sesiones recostado en un diván es fundamental. Ansiedad, depresión, alcoholismo, fobias, problemas de pareja, dificultades en la aceptación de la edad, etc., etc., todos al diván y de a uno. A cada uno su diván.

4) En relación con la salud mental existen dos bandos: a) los psicoanalistas que luchan por solucionar profundamente los orígenes de la enfermedad y b) los psiquiatras que se dedican a tapar los síntomas y a atontar a los pacientes.

Un tratamiento personal de 7 años de diván a razón de 4 sesiones semanales que no arrojaba ningún resultado y la falta de progreso observados en los propios pacientes configuraron el caldo de cultivo de una tormenta perfecta. Atravesaba una sensación de sinsentido profesional.

Felizmente la década del 80 fue muy fecunda en el desembarco de corrientes psicoterapéuticas en la Argentina. Me volqué a estudiar varias de ellas y a practicarlas con una sed notable. En todas había un denominador común: campeaba Kuhn (mencionado vagamente en algún que otro apunte en la facultad) y su aporte a la Epistemología, el significado real de la palabra Ciencia, el concepto de Paradigma.

Estas nociones comenzaron a organizar mi "lectura" de los datos de la realidad. Forzando la noción de Kant podría decir que me permitieron "pasar del caos de la inoperancia al cosmos organizado de la predecitibilidad y operatividad". Podía así formular diagnósticos operacionalizables sobre la realidad, sabiendo que eran todos perfectibles a la luz de otros marcos teóricos, o de la evolución del marco al momento utilizado. A partir de esa crisis profesional ya nunca más me enrolaría en ninguna "verdad suprema". Entendí perfectamente la diferencia entre DOGMA y PARADIGMA. Recuperé la alegría de dedicarme al campo de estudio que había elegido.

¿Qué sentido tiene relatar esta historia personal en este momento?

Cuando el Licenciado Buniva me invitó a escribir el comentario del capítulo que sigue, yo ya tenía conocimiento de la existencia de la Psicomotricidad. Intuía que había en ella aportes sumamente valiosos para la salud mental. Gracias a este pedido pude tener la oportunidad de ser acompañado por Sebastián a entender que en lugar de aportes hay en ella un cuerpo teórico-práctico dispuesto a crecer incorporando, metabolizando y sintetizando nociones y prácticas. Esto es, a auto-trasformarse sin temor a traicionar a ningún patriarca intocable. Disfruté discerniendo que estoy frente a un Paradigma del ser humano que no se auto-define como dedicado a la "salud mental", sino, a la salud del ser humano concebido desde una convergencia nocional Bio-Psico-Socio-Eco-Cultural. Felizmente, el Paradigma de la Complejidad está presente.

El Lic. Buniva nos introduce al territorio de la Psicomotricidad (me encanta interpretar que lo hace *al territorio mejor formulado hasta el momento, o sea, se refiere a una formulación perfectible*). Con este marco, apunta al universo de las personas envejecientes. Lo hace, de un modo totalmente coherente con el contexto a partir del cual hace su aporte. Nos presenta al **"cuerpo desde la geronto-Psicomotricidad como un lugar donde se integran los factores neurofisiológicos y psicológicos agregando aspectos sociales y culturales, tomando al cuerpo como una construcción en y para la relación con el otro y en relación consigo mismo".** (sic.)

Las Neuronas Espejo son especialmente mencionadas en el aspecto neurofisiológico integrado al abordaje presentado. Dicho de otro modo: la Psicomotricidad no se pelea con la Psiquiatría ni con la Neurociencia, antes bien, se encuentran integradas en este abordaje. A la hora de referirse a la práctica clínica, el Lic. Buniva nos explica la causa de la elección del Juego Corporal desde el abordaje grupal como una de las técnicas específicas que utiliza en su práctica. Una vez más, diferentes recursos y contextos son integrados toda vez que demuestran su eficacia, como muy bien lo ilustra la viñeta clínica que nos presenta.

Sinceramente celebro el punto de partida de este novel profesional. Comienza desde la apertura a diferentes enfoques y conceptos. Lo hace desde la duda razonable y necesaria para ir coronando sucesivos esfuerzos de integración práctico-nocionales. Le agradezco que con su pedido me haya introducido (y seguramente a una parte de los lectores de su capítulo también lo hará) a una cosmovisión en permanente desarrollo, compatible y coordinable con las buenas (por ser verificables) prácticas de promoción de la salud.

Termino recordando una frase común a los que combatimos los dogmatismos: las revoluciones en el mundo científico no consisten en descubrir cosas nuevas, sino en descubrir nuevas formas de mirar las cosas de siempre.

Daniel H. Szteinberg

EL DEVENIR DEL ENVEJECIMIENTO: PRESTAR CUERPO COMO ESTRATEGIA DE INTERVENCIÓN CON PERSONAS MAYORES

Reflexión actualizada acerca del trabajo grupal en Psicomotricidad desde una visión compleja

Sebastián Buniva

Resumen

El aumento significativo de la población de personas mayores, la extensión sustancial de la expectativa de vida, el desarrollo de factores preventivos y la mejora en la calidad de vida de estas personas, requieren de un abordaje novedoso y actualizado. Este trabajo aborda la temática desde la Convergencia Nocional en el campo específico de las personas mayores y la Psicomotricidad, desde un abordaje grupal y lúdico como un componente más en la intervención terapéutica. Para eso se toman aportes significativos de prestigiosos referentes de la práctica psicomotriz, quienes son soporte permanente en la formación profesional. En este capítulo se lleva a cabo un recorrido nocional sobre el proceso de envejecimiento desde una visión psicomotriz, teniendo en cuenta como pilar fundamental la Globalidad de la Persona (Bottini, 2010). También son de vital importancia las nociones de Retrogénesis Psicomotora (da Fonseca, 1998), la cual dio un soporte nocional novedoso para la época y que el avance de la ciencia y la realidad cotidiana nos indican que merece una reflexión en torno a la gran variedad de vejeces, los fundamentos sobre geronto-Psicomotricidad (Mila, 2008) y la pluridimensionalidad del cuerpo, como así también los aportes de la neurociencia que enriquecen nuestro campo de acción. Se finaliza con una reflexión nocional acerca del porqué de la especificidad del abordaje grupal a través del Juego Corporal (Bottini, 2010) como técnica de intervención en nuestro campo específico de acción. El mismo se sostiene en la práctica psicomotriz llevada adelante por el autor en su práctica cotidiana durante un cierto período de su accionar profesional.

Introducción

"Y... vos calculá..."

El aumento significativo de la población de la tercera edad, la extensión de la expectativa de vida, y los niveles de exigencia con los cuales se vive en tiempos modernos, convoca a pensar en el desarrollo de factores preventivos y la mejora en la calidad de vida del envejeciente, demandando esto un abordaje novedoso y actualizado desde una visión compleja. La práctica psicomotriz, desde su especificidad, puede propiciar respuestas significativas. Parafraseando a Tuzzo (2007), se puede expresar que en tiempos pasados la persona añosa ejercía una fuerte influencia a la hora de recurrir a ellos en su comunidad. Esto era posible porque gozaban de una indiscutible posición de prestigio en la sociedad por su experiencia de vida y sus conocimientos. La sociedad necesitaba de esa fuente de sabiduría por la consciencia de su falta de experiencia y esta influencia era ejercida con poder y respeto. Continuando con palabras de la autora, es importante destacar que *"la industrialización alteró este proceso y con el énfasis puesto en el desarrollo económico, el término 'anciano' mutó en 'viejo', equiparado a 'pasivo', 'gastado', 'dependiente', 'triste', 'solo', 'inservible' y hasta 'descartable' para la comunidad"* (Tuzzo, 2007: 189). Por lo que, considerando estos estereotipos negativos en la población actual, esta introducción comienza con una frase que quizás todos a diario escuchen de una persona mayor, donde lo más importante es la extensa e influyente experiencia de vida: *"y... vos calculá..."*, frase que se escucha a menudo en las personas longevas como antesala de una anécdota, un cuento o de una simple y llana historia de vida. Esta frase fue la motivadora para comenzar a explorar este inmenso campo de reflexión y acción.

Es importante destacar que cuando en este escrito hablamos de adultos mayores, estas son tenidas en cuenta como personas en su globalidad. Por esa razón este trabajo ha sido pensado en su totalidad teniendo en cuenta el concepto de globalidad de la persona planteado por Bottini (2010). Esta es otra gran motivación para enfocar el tema planteado desde el juego corporal, como técnica de intervención. El abordaje grupal en el campo específico de las personas envejecientes, pensadas desde el paradigma de la complejidad brinda la posibilidad de realizar una convergencia nocional, relacionando lo complejo del fenómeno psicomotor en los adultos mayores con el porqué de la eficacia del juego corporal en el mencionado campo. Esto nos permitirá ampliar el foco de observación e intervención realizando este tipo de abordaje en Psicomotricidad pensando a la persona en su carácter bio-psico-socio-eco-cultural (Bottini, 2010), concibiéndola no sólo como individuo con posibilidad de movimiento sino también con la posibilidad de habilitarse a disfrutar de su cuerpo en movimiento, mediatizado a través del juego corporal.

La práctica psicomotriz ha proporcionado numeroso material con respecto a los diferentes campos de acción y su especificidad. Este ensayo tiene la intención de brindar un recorrido nocional para ampliar y justificar la especificidad de la Psicomotricidad en el abordaje psicomotor con envejecientes, tanto en el envejecimiento neurotípico como patológico.

Con esta propuesta de intervención, a modo de ejemplo, se analizará una situación específica donde pueda vislumbrarse el porqué del juego corporal como técnica privilegiada de intervención desde el abordaje grupal con este tipo de población. Cabe destacar que este capítulo fue elaborado luego de un proceso de siete años de trabajo, en los cuales se realizó un taller de Psicomotricidad en una residencia geriátrica exclusivamente de mujeres, con un grupo integrado por doce personas.

Desarrollo

Noción de proceso de envejecimiento desde una visión psicomotriz

"Tenemos menos piernas... pero el mismo corazón"
(Publicidad Coca-Cola, Mundial de Fútbol 2014)

Es inevitable pensar en el envejecimiento como una disminución de las capacidades funcionales de la persona que se producen con el paso del tiempo. El envejecimiento hace difícil cumplir con las exigencias tanto internas como externas. En este devenir se producen cambios en un proceso de deterioro, de alteraciones funcionales que conducen a la muerte. Si tenemos en cuenta que el envejecimiento es un proceso, se puede decir que el mismo es compartido por todos los organismos vivos, y si bien es progresivo, reduce la competencia funcional con facilidad y es imposible su regresión. El envejecimiento es un proceso irreversible. Por eso la Organización Mundial de la Salud (OMS) expresa que:

Los cambios que constituyen e influyen el envejecimiento son complejos. En el plano biológico, el envejecimiento está asociado con la acumulación de una gran variedad de daños moleculares y celulares. Con el tiempo, estos daños reducen gradualmente las reservas fisiológicas, aumentan el riesgo de muchas enfermedades y disminuyen en general la capacidad del individuo. A la larga, sobreviene la muerte. (OMS, 2015: 27)

Como se ha expresado, no sería posible hablar de envejecimiento sin pensar al mismo como un proceso global de la persona, para esto es necesario interpretar a Bottini (2010), quien plantea el concepto de globalidad de la persona desarrollado en el modelo de convergencia conceptual en Psicomotricidad. Este autor concibe a la persona no sólo como un ser bio-psico-social sino ya como un ser bio-psico-socio-eco-cultural; siendo el mismo un sistema complejo y autoorganizado, donde el desarrollo de la persona en todos los sistemas y subsistemas que lo componen tiene que ver con un procesamiento de información significativa, dado de manera simultánea, tanto en lo que el organismo califica como significativo del contexto como en lo que el contexto califique como significativo para la persona. En otros capítulos está visualizada una mirada superadora que visualiza mejor lo que se expresa aquí.

Ahora bien, mencionado esto, es pertinente mencionar el atino de Bottini (2024) para repensar, en concordancia con los procesos dinámicos que plantea esta noción, en que:

> Tomando en cuenta noción de Epignética, (Gomez, 2020, Grañana, 2017) comprendemos mejor esta causalidad circular de carácter retroactivo, ya que una porción de las disposiciones que la persona encuentra en su carga genética (A.D.N.), van a manifestarse o no, o van a manifestarse en uno u otro momento de su vida, según la generación de determinados tipos de proteínas, las cuales irán a "decodificar" cierta porción del material del A.D.N. Éstas proteínas se generan como consecuencia de las condiciones de vida en que la persona vive, y por consiguiente, del tipo de actividad que desarrolla en su contexto habitual de inserción. (Bottini, 2024: 7)

Esto nos invita a interpretar el cambio oportuno, desde una mirada desprejuiciada de la vejez, en un Devenir (Ansermet y Magistretti, 2017) en lugar de desarrollo de la persona mayor,

> (...) que da cuenta de cómo cada persona es el resultado único de la relación intra e inter sistémica (o auto-eco-organización enlazada con su auto-exo-referencia) y como resultado de la información que en ella se produjo y produce. O, dicho de otra manera, de la Interseccionalidad, o sea, producto de la intersección de las características de la persona y las circunstancias en las que, por su época, origen y cultura, está inmersa y que condicionan su vida y, por consiguiente, su Devenir (Para ampliar esta noción, recurrir a Crenshaw, 1991). (Bottini, 2024: 8)

Hecha esta aclaración en la modalidad de pensar esta actualización de la Noción de Globalidad, es posible, entonce,s inferir cómo la modificación de cualquiera de los sistemas o subsistemas que interactúan con el sistema persona determinará cambios en éste y en los demás. Todo esto sustentado en la función tónica, condicionada por el contexto en que se manifiesta a quien a su vez condiciona. Para esto es conveniente no dar nada por supuesto y comenzar por definir la palabra sistema (del griego systema: una cosa compuesta), refiriéndose a una composición ordenada de elementos (materiales o mentales) en un todo unificado como:

> La definición más general de sistema (del griego *systema*, una cosa compuesta) es la que se refiere a la composición ordenada de elementos (materiales o mentales) en un todo unificado. [...] un sistema, en su conjunto, es cualitativamente diferente de la suma de sus elementos individuales y "se comporta" de un modo distinto. (Simon y otros, citado por Bottini, 1998: 166)

Cuando hablamos de sistemas auto-organizados se refiere indudablemente a lo que también Simon describe como:

> (...) la capacidad que tienen los sistemas de modificar estructuras cuando se producen cambios en sus medios, logrando por lo general un nivel más alto de complejidad en ese proceso y potenciando con ellos sus probabilidades de supervivencia. El concepto de auto-organización suele ser usado como un término genérico, que comprende los conceptos de sistemas autorreparadores, sistemas de aprendizaje y sistemas autorreproductores. Entre estos sistemas figuran seres vivientes, así como también familias, grupos sociales y sociedades. (Simon y otros, 1988, citado por Sassano y Bottini, 2010: 22)

Hablar de sistemas auto-organizados implica referirse:

> (...) a la capacidad que tienen los sistemas de modificar sus estructuras cuando se producen cambios en su medio, logrando por lo general un nivel más alto de complejidad en ese proceso y potenciando con ello sus probabilidades de supervivencia. El concepto de auto-organización suele ser usado como un término genérico, que comprende los conceptos de sistemas auto-reparadores, sistemas de aprendizaje y sistemas auto-reproductores. Entre estos sistemas figuran seres vivientes, así como también familias, grupos sociales y sociedades. El aspecto esencial de la auto-organización es el esfuerzo por alcanzar el equilibrio en un ambiente en constante cambio, pero esto sólo es posible si el sistema mantiene permanentemente la capacidad de crear los elementos que lo constituyen. (Simon y otros, citados por Bottini, 2024: 9)

Es importante decir que interpretamos al autor en tanto que concibe a la persona como un sistema auto-organizador. Esto presupone ampliar el foco hacia el contexto en que dicha persona se desarrolla y así se comprenderán las razones de los fenómenos que se generan en su accionar.

Entonces será necesario, tal como lo expresa el autor:

Heinz Von Foerster, en un breve y magistral texto publicado en 1968, *On Self-Organizing Sistems and their Organization*, había señalado desde el principio la paradoja de la auto-organización. Allí decía que "la auto-organización significa obviamente autonomía, pero un sistema auto-organizador es un sistema que debe trabajar para construir y reconstruir su autonomía y que, por lo tanto, dilapida energía". En virtud del segundo principio de la termodinámica, es necesario que ese sistema extraiga energía del exterior; es decir que, para ser autónomo, hay que depender del mundo externo. Y sabemos, por lo que podemos observar, que esta dependencia no es sólo energética, sino también *informativa*, pues el ser vivo extrae información del mundo exterior a fin de organizar su comportamiento.

Más aún, toma la organización del mundo exterior [...]. Nosotros, por ejemplo, llevamos inscripta en nuestro organismo la organización cronológica de la Tierra, la rotación de la Tierra alrededor del sol. Como muchos animales y plantas, también nosotros tenemos un ritmo innato de aproximadamente 24 horas; es lo que llamamos ritmo circadiano. Es decir que tenemos un reloj interno que registra el proceso de alternancia del día y la noche. [...] En la autonomía, pues, hay una profunda dependencia energética, informativa y organizativa con respecto al mundo exterior.

Es por eso que, sistemáticamente, yo no hablo de auto-organización sino de *auto-eco-organización*, en función del principio de Von Foerster según el cual la auto-organización es dependiente. Y, claro está, sabemos que depende de nuestro medio ambiente, ya sea biológico, meteorológico, sociológico o cultural. (Morin, 1995, citado por Bottini, 2024: 167-168)

A la luz de estas concepciones ya no alcanza con pensar a la persona como una unidad bio-psico-social. El carácter complejo del fenómeno psicomotor, desde la óptica de la complejidad, nos compele a ampliar el foco de nuestras observaciones, para no escotomizar su verdadera dimensión.

Nuestra propuesta es, entonces, pensar a la persona como sistema en su carácter bio-psico-socio-eco-cultural siguiendo los planteos de Morin. (1983, citado por Bottini, 2024: 168)

Fundamentando así estos conceptos es que se llega a comprender cómo el carácter complejo del fenómeno psicomotor de las personas mayores, nos permite ampliar el foco de observación e intervención realizando un abordaje grupal en Psicomotricidad pensando a la persona en su carácter bio-psico-socio-eco-cultural.

Para continuar será de vital importancia explicar lo complejo del fenómeno psicomotor en el proceso de envejecimiento. Da Fonseca expone que el sistema psicomotor humano requiere, en su dinámica sistémica:

(...) la participación dialéctica y total de las tres unidades funcionales del cerebro propuestas por Luria (1975). Este modelo de organización funcional (...) confiere al cerebro la función de la integración, elaboración y expresión del movimiento voluntario. (da Fonseca, 1998: 290)

La primera unidad, que comprende las funciones psicológicas vitales de la integración polisensorial y fisiognómica, así como de la atención y de la vigilancia intra-somática, constituye el substrato neurológico de los factores psicomotores de la tonicidad y del equilibrio.

La segunda unidad, que comprende las funciones psicológicas de análisis, síntesis, almacenamiento, asociación visual, auditiva, y táctilo-kinestésica, intra e interneuronal, intra e interhemisféricas, constituye el substrato neurológico de los lóbulos occipital, temporal y parietal responsables de la organización de los factores psicomotores de la noción de cuerpo, de la estructura espacial y temporal.

La tercera unidad, que comprende las funciones psicológicas de planificación, programación y regulación, tiene por misión transformar la información intra y extra-somática en un proyecto motor y una intencionalidad e incluye el substrato neurológico de los lóbulos frontales, responsables de la organización de los factores psicomotores de la praxia global y de la praxia fina. (Fonseca, 1985, citado por *íbid.*)

Parafraseando a este autor y teniendo en cuenta estas tres unidades en permanente interacción, las mismas trabajan en el procesamiento de la motricidad las personas mayores, organizando y constituyendo un sistema armonioso y auto-organizado. Cabe mencionar que según Luria (1975) tomado por da Fonseca (1998) existen otras zonas del cerebro que participan en el movimiento voluntario, pero no nos detendremos en ellas en este capítulo.

En el campo de la intervención psicomotriz con esta población es posible acuñar las nociones expresadas por Víctor da Fonseca (citado por Menezes de Vasconcelos, 2003), quien explica cómo se producen cambios progresivos y retrospectivos en el sistema psicomotor humano, dadas a ver por la pérdida de la noción de tiempo, espacio y también por una merma de la noción de cuerpo, dilucidada por una desorganización motora o inmovilidad, generando en éstos la disconformidad e insatisfacción a nivel corporal producida por el mismo proceso de envejecimiento.

Aquí encontramos una diferenciación entre lo que nos plantea la teoría y lo que mencionamos en el comienzo cuando pensamos en la dinámica sistémica que se produce en el proceso de envejecimiento y el devenir de cada persona.

Si bien las nociones que plantea Da Fonseca, constituyen un aporte importantísimo y destacado para la época, con evidencia más que sufi-

ciente para justificar esta postura, es importante realizar una reflexión
crítica acerca del devenir de cada persona, lo que permitirá pensar en una
heterogeneidad del envejecimiento planteando una modalidad acorde al
contexto de desarrollo y el aporte de la calidad de vida que lleve la persona
a la hora de afrontar su vida en la vejez.

Más allá de esta reflexión, es importante destacar la noción que da
origen a pensar en el proceso de envejecimiento que nos llevó hasta aquí
y a pensar de manera compleja el devenir de la persona mayor, para eso
es pertinente hablar de la noción de Retrogénesis Psicomotora. Pero no
es posible hablar de ésta sin antes explicar desde dicho autor la noción
de evolución humana. Para eso acudiremos nuevamente a Menezes de
Vasconcelos, quien explica que:

> A evolução humana é o processocontínuo e dinâmico de adaptação às mu-
> danças através dos movimentos cíclicos de organização e desorganização,
> determinado pela maturação dos sistemas permitindo ao ser humano
> inmaturo caminar para uma maturidade que posteriormente implica numa
> dematuração , iniciada bem antes da terceira idade e observada somente en
> esta fase em decorrência de acentuadas mudanças estruturais e funcionais
> procedentes do produto final da evolução que é a involução. (2003: 54)

La traducción de esta frase al español es la siguiente:

> La evolución humana es un proceso continuo y dinámico de adaptación a
> los cambios a través de movimientos cíclicos de organización y desorgani-
> zación, determinado por la maduración de los sistemas permitiendo al ser
> humano inmaduro ir hacia una madurez que posteriormente significará
> un retroceso en la maduración, iniciado bastante antes de la tercera edad
> y observada solamente en esta fase como resultado de acentuados cambios
> estructurales y funcionales procedentes del producto final de la evolución
> que es la involución.

Se puede interpretar entonces que la involución que se da debido a la
inversión de la secuencia de los factores de transición y desarrollo da la
designación de una desorganización vertical hacia abajo, lo que sugiere
en esta fase un movimiento retrógrado, que se da desde el córtex a la
médula. Así explica da Fonseca la noción de Retrogénesis Psicomotora.

Para entender esto con más claridad ofrecemos el siguiente gráfico
con el fin de clarificar dicha noción (Menezes de Vasconcelo, 2003: 54):

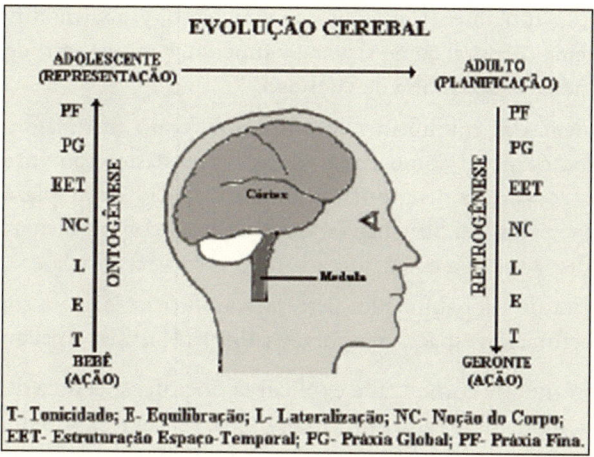

Entonces según da Fonseca (citado por Menezes de Vasconcelos, 2003), la Retrogénesis Psicomotora confirma la involución genética programada, del córtex a la médula, de los lóbulos frontales al tronco cerebral, de los más complejo a lo más simple, de lo programado a lo reflejo, de lo más fino a lo más global, de lo más selectivo a lo más difuso. Se presupone entonces, una desintegración de la jerarquía estructural y a raíz de esto una des-organización vertical descendente.

Lo que ahora, a la luz de la Epigenética y los aportes de las neurociencias modernas, nos permite repensar esta verticalidad lineal que se produce, permitiendo, de acuerdo a la experiencia corporal de la persona mayor a lo largo de su ciclo vital permita potenciar sus capacidades, atenuando la mencionada involución.

Es así que interpretando a la autora anteriormente mencionada, desde la perspectiva del abordaje grupal con personas mayores, el objetivo es aspirar a mantener una estructura funcional adecuada a las necesidades específicas de cada persona en su globalidad. Por ejemplo: la conservación de un tono funcional adecuado, de un control postural flexible, de una imagen del cuerpo real y adaptada, de una organización espacial y temporal plástica, relacionando estos factores con la creatividad y las emociones; generando espontaneidad y vitalidad en el campo del comportamiento de los adultos mayores, paliando, parcialmente, las consecuencias del proceso natural de envejecimiento.

De todas formas, lo antedicho no deja de hacernos pensar que las habilidades psicomotoras en los adultos mayores se ven afectadas, produciéndose en ellas:

- Un funcionamiento psicomotor más lento, y una modificación del esquema corporal como sistema y función, con una serie de limitaciones, además de la falta de vitalidad.

- Problemas de equilibrio y coordinación, tanto en relación con su esquema corporal como en su sentido cenestésico, provocando entre otras cosas, una disminución de la capacidad de desplazamiento. Y degeneración del Sistema Nervioso Central, con problemas de menor rapidez y eficacia en cuanto a sus receptores sensoriales.

- Declive de las habilidades perceptivo-motrices (orientación espacial, estructuración espacio-temporal y ritmo). (Martínez Abellán, 2005: 94)

Para continuar y comenzar a explicar la noción específica de Geronto-Psicomotricidad, planteada por Mila (2008), se van a exponer algunas de las competencias a reforzar en la vejez, y así finalizar con este apartado:

- Poder controlar procesos sensoriomotrices, psicomotrices y funcionales.

- Ejecutar las actividades de la vida cotidiana valiéndose por sí mismos y llevar una vida razonablemente independiente y autorresponsable.

- Implementar experiencias, capacidades y conocimientos y aplicarlos a situaciones nuevas.

- Mantener y seguir desarrollando funciones cognitivas y habilidades, y buscar orientarse hacia nuevas metas motivadoras.

- Enfrentar situaciones sociales diferentes, realizando nuevos contactos y manteniéndolos.

- Mantener o recuperar la autoimagen positiva del cuerpo.

- Tomar conciencia y definir metas, ideales y valores considerados como significativos y necesarios para vivir.

- Darse cuenta de que, aunque algunas funciones y procesos ya no pueden ser totalmente controlados, eso no debería ser causal de depresión (Apuntes de Cátedra, 2014).

Noción de geronto-psicomotricidad

Para poder definir la Geronto-Psicomotricidad se acudirá a la definición expresada por Mila (2008: 137): *"Definimos a la geronto-Psicomotricidad como la especialización disciplinar que surge de la conjunción y convergencia de la Gerontología y la Psicomotricidad."*. Se considera entonces que: *"Etimológicamente, Gerontología significa por tanto, estudio de los más viejos."* Y agrega también más adelante la definición de Psicomotricidad: *"(…) una disciplina que se desempeña en los ámbitos sanitario, educativo y sociocomunitario, como elemento de ayuda al desarrollo de las personas así como a la superación de sus dificultades, por medio del trabajo corporal"* (Declaración de Punta del Este, 2006, citado por Mila, 2008:138).

La Geronto-Psicomotricidad sostiene y supone un abordaje de carácter interdisciplinario, es por eso que es considerada involucrando cuatro dimensiones, las cuales son definidas de la siguiente manera:

> Desde el punto de vista biológico, se investiga sobre los cambios que con la edad y el paso del tiempo se producen en los distintos sistemas biológicos del organismo. (...)

> Desde el punto de vista psicológico, se estudian los cambios que ocurren en las funciones psicológicas, como la atención, la percepción, la memoria, la afectividad y la personalidad, entre otros aspectos psicológicos. (...)

> Desde el punto de vista social, se investigan los cambios de la edad relativos a los roles sociales, al intercambio y estructura social, a los cambios culturales y al envejecimiento de las poblaciones. (...)

> Desde el punto de vista corporal, se investigan y abordan los cambios a nivel del esquema corporal. Es decir a nivel del cuerpo real, en el aquí y ahora, y se abordan también los cambios a nivel de la imagen corporal (...). (Mila, 2008: 137-138).

Con respecto a estos cambios corporales en tanto y en cuanto esquema e imagen corporal es conveniente detenerse en este punto definiendo estas dos nociones: En primera instancia definiremos imagen corporal reproduciendo el concepto de Doltó, donde dice que

> La imagen del cuerpo es la síntesis viva de nuestras experiencias emocionales: interhumanas, respectivamente vividas a través de las sensaciones erógenas electivas, arcaicas o actuales (...) la imagen del cuerpo (...) es propia de cada uno: está ligada al sujeto y a su historia. (citado por Sassano, 2013: 135).

En cuanto a Esquema Corporal, muchos autores aportan interesantes definiciones, en este capítulo alineamos directamente a las expresadas a continuación. Merleau-Ponty (1975) expresa que el mismo:

> (...) es finalmente una forma de expresar que mi cuerpo está en el mundo. El dinamismo del esquema corporal traducirá el hecho de que mi cuerpo aparece como postura en virtud de una tarea actual o posible. (citado por Sassano, 2013: 135).

Por otra parte, Le Boulch (1978) describe al mismo como:

> (...) una intuición de conjunto o un conocimiento inmediato que tenemos de nuestro cuerpo en estado estático o en movimiento, en la relación de sus

diferentes partes entre ellas y en sus relaciones con el espacio circundante de los objetos y de las personas. (citado por Sassano, 2013: 40).

Por último, de Ajuriaguerra (1977) explica esta noción diciendo que:

(...) a menudo, no se sabe si se trata de un esquema inscripto o de un esquema funcional o bien si esta noción se aplica al sentimiento que poseemos de nuestro cuerpo, de nuestro espacio corporal. O más aún, si ello representa la función de mecanismos fisiológicos que nos dan el sentimiento correspondiente a la estructura real del cuerpo. (citado por Sassano, 2013: 135).

Este capítulo se alinea a estas posturas con respecto las personas enve-jecientes, ya que las mismas, registran su condición de añosos de una manera real y consiente, lo que está acompañado de un concomitante emocional ligado a este registro.

Esto tiene sentido al detenerse, como psicomotricistas, en el punto de vista corporal, y aquí es donde se tiene en cuenta la pluridimensiona-lidad de cuerpo. Esta noción concierne a la Geronto-Psicomotricidad y para eso se tomarán algunos de los lineamientos planteados por Julián de Ajuriaguerra expuestos por Bottini y O. (2010) donde plantean qué cuerpo interesa a la Psicomotricidad, siendo el cuerpo un objeto que se trata, se manipula, y se explora, por esa razón se piensa al cuerpo del adulto mayor como:

(...) una entidad física en el sentido material del término, con superficie, peso etc. Evoluciona desde lo automático a lo voluntario, para luego volver-se a automatizar con mayor libertad de acción y economía de movimiento.

(...) efector y receptor de fenómenos emocionales, sobre los demás y sobre sí mismo.

(...) se sitúa en el espacio y el tiempo. Al principio en un tiempo biológico, regulado por las necesidades básicas (alimentación, higiene), luego será un tiempo cronológico. Su espacio es manipulado, por su poca capacidad de acción; más tarde sale a la conquista de su espacio.

Esta aprehensión del tiempo y la conciencia del cuerpo no son aislados o abstractos, se interrelacionan recíprocamente, son posibilidades de acción.

(...) una totalidad aunque pueden distinguirse sus componentes con te-rritorios de acción diferentes (tronco, cabeza y extremidades) y orificios que reciben y expulsan.

(...) co-formador. Se hace difícil comprender ese cuerpo si no entendemos al otro como co-formador. A partir de la simbiosis con otro, objeto de amor y temor, se diferencia al que cumple la función materna de los extraños, en el dialogo afectivo entre un cuerpo que ofrece u otro que accede o rechaza. O sea, su dimensión vincular.

(...) conocimiento; desde la noción sensoriomotriz donde actúa en un espacio práctico se desarrolla hacia el mundo exterior en un cuerpo vivido, pasando por una noción preoperatoria, condicionada a la percepción en el espacio, que en parte ya está representado sobre el cuerpo, basado en la actividad simbólica. Es el cuerpo sentido, percibido.

Por último, la noción operatoria encuadrada en el espacio objetivo, representado, con estrecha relación a la operatividad general en el terreno espacial. Es el cuerpo representado. Es a partir de esta evolución que podemos comprender la función del cuerpo (...)

(...) lenguaje. Sería absurdo suponer que el conocimiento corporal depende sólo del desarrollo cognitivo, de los aspectos perceptivos o del desarrollo emocional. (Bottini y O. 2010:17)

Una vez expuestas estas nociones, también es valioso saber, interpretando a Mila (2008: 138), que desde la Geronto-Psicomotricidad, mediante diferentes intervenciones y recursos, se apunta a potenciar aspectos preventivos con relación al mantenimiento del tono muscular funcional y al control de la postura, la expresión de las emociones en tanto y en cuanto expresión y expresividad psicomotriz, ya que las mismas están directamente vinculadas con el tono muscular.

Esta lectura sobre la estructuración tónico emocional y sus modificaciones puede realizarse a través de herramientas de análisis y de intervención que nos brinda la intervención psicomotriz. La misma integra las praxias y desempeña un papel fundamental en el desarrollo armónico de la personalidad. Esto se logra proponiendo distintas formas de intervención en esta etapa del ciclo vital ayudando también en diferentes áreas como la salud, educación, recreación, prevención, reeducación, rehabilitación y terapéuticas. Considerando al cuerpo desde la geronto-Psicomotricidad como un lugar donde se integran los factores neurofisiológicos y psicológicos agregando aspectos sociales y culturales, tomando al cuerpo como una construcción en y para la relación con el otro y en relación consigo mismo.

Parafraseando nuevamente a Juan Mila (2008) se considera que el mayor desafío que se tiene en el trabajo con envejecientes desde el dispositivo grupal es mantener al mismo en su medio habitual, permitiéndole el mayor grado de integración para que pueda seguir compartiendo actividades y cumpliendo aquellos roles que le corresponden y son tenidos en cuenta por la sociedad y su contexto habitual de desarrollo.

Siguiendo los conceptos de este autor, la Geronto-Psicomotricidad trabaja desde diferentes niveles, ya sea aspectos emocionales, instrumentales, el esquema y la imagen corporal, la autoestima, las sensaciones, los valores, intentando capitalizar los cambios y el paso del tiempo de manera activa, permitiendo generar cambios en la persona y disminuyendo los componentes de riesgo que llevan a la depresión o al aislamiento.

Teniendo en cuenta estos aspectos, el autor nos permite comprender el porqué del trabajo corporal con adultos mayores:

> El adulto mayor tiene así la posibilidad de exteriorizar a partir del trabajo corporal sentimientos y emociones. Tomando conciencia de sus afectos a partir de movimientos expresivos. Para ello, se debe generar en el individuo la necesidad de cambio, desde un abordaje que se posicione en un nivel preventivo, preparando al adulto para poder envejecer de la mejor manera posible. (Mila, 2008: 140).

Para finalizar este apartado, hay que decir que, en los talleres de referencia, cuya experiencia estamos compartiendo, lo que se busca principalmente desde el trabajo corporal enfocado desde lo grupal con el adulto mayor, es que puedan reencontrarse con el placer por del cuerpo en movimiento, más allá de cómo se muevan. Lo que importa es que se muevan y que disfruten de su cuerpo en movimiento, situación que les permita hacerse cargo de los cambios, las pérdidas y capitalizar los beneficios que generan nuevas situaciones. Poder revivir el placer del movimiento sin prejuicios ni críticas y así poder desandar el camino de la rigidez y darse permiso para hacer y provocar la expresión de su cuerpo en un grupo y expresarse a través de él.

Convergencia nocional entre Cerebro social, Neuronas espejo y el trabajo grupal en envejecientes mediatizados por el Juego corporal:

El motivo por el cual se decide realizar estas intervenciones desde un enfoque grupal con personas envejecientes, utilizando esta dinámica con una connotación terapéutica está sustentado en las ideas de Pichon Rivière y asimismo en el abordaje de Pedro Pablo Berruezo y Adelantado (2010) cuyo objetivo general es desarrollar o restablecer a través del movimiento, la postura, la acción y el gesto. Trabajar sobre las capacidades del adulto mayor, pretendiendo llegar por la vía corporal al desarrollo de diferentes aptitudes y potencialidades de la persona en todos sus aspectos, ya sean motrices, afectivo-sociales, comunicativo-lingüísticos o intelectual-cognitivos. Si bien este es el objetivo general del trabajo psicomotriz, el mismo debe tener objetivos más concretos, metas específicas adaptadas a las diversas situaciones del acontecer grupal.

El gran avance de las neurociencias y sus aportes permite pensar de manera compleja y convergente, optimizando el abanico de recursos para abordar los fenómenos psicomotores en los adultos mayores.

La posibilidad de pensar en un cerebro social y en las Neuronas espejo (Cervino, 2017), nos aumenta el foco de observación, como así también nos permite la posibilidad de contar con recursos cada vez más enriquecedores para comprender el proceso de envejecimiento.

Para eso es relevante relacionar estas nociones anteriormente expresadas con esta etapa vital de la vida teniendo en cuenta que:

> (...) el desenvolverse en un medio social complejo (como grupos humanos) hizo que se necesitaran capacidades mentales (cognitivas) que permitiesen resolver problemas que el ambiente planteaba, la adecuada coordinación y actuación eficaz dentro de un grupo, así como las tendencias motivacionales básicas que impulsan a hacerlo. (Cervino, 2017: 565).

Ahora bien, parafraseando al mencionado autor Cervino (2017), sabemos que la capacidad de cognición social en las personas envejecientes incluye el concepto de persona en su globalidad, siempre teniendo en cuenta el proceso de su devenir y sabiendo que cada persona tiene intereses personales y sociales que intentará desarrollar en relación con la evaluación de su pertinencia socio-ambiental. Esto es así considerando que las Neuronas Espejo son el sustento neurofisiológico para determinar las particularidades del Cerebro Social como así también el comportamiento humano.

En el caso de los adultos mayores con el trabajo grupal en psicomotricidad, se potencia y permite, a través de este proceso, intervenir en torno al mantenimiento de los cambios en los movimientos cíclicos, ya que permite reorganizar de manera parcial, pero no por eso menos importante, la desorganización propia producto del paso de los años, generando modificaciones significativas para la optimización de la calidad de vida de los adultos mayores.

Ahora bien, con respecto al abordaje grupal en este campo de acción, se consideran referentes fundamentales los aportes valiosos realizados por Pichon Rivière y retomados por el Lic. Pablo Bottini (2005), entendiendo que en el abordaje con adultos mayores tiene suma responsabilidad el Psicomotricista.

Según el Dr. Enrique Pichón Rivière un grupo es:

> (...) un conjunto restringido de personas que, ligadas entre sí por constantes de tiempo y espacio y articuladas por su mutua representación interna, se propone en forma explícita o implícita una tarea que constituye su

finalidad, interactuando a través de complejos mecanismos de asunción y adjudicación de roles. (citado por Bottini, 2005: 1).

En cuanto al trabajo grupal, se considera que:

(...) una tarea en común y un proceso de internalización reciproca que permite a cada miembro obtener una representación de sí mismo y de los otros en esta estructura... A su vez, es posible caracterizar a los grupos humanos como un Holón, o sea un conjunto de partes que funciona como parte de un conjunto más amplio (un sistema entre sistemas y conformado por subsistemas-personas a su vez (...). (Bottini, 2005: 2).

Teniendo presente la característica funcional que define a las Neuronas espejo, las mismas:

(...) se activan cuando un animal o persona desarrolla la misma actividad que está observando ejecutar por otro individuo, especialmente un congénere (...). Las neuronas del individuo imitan como 'reflejando' la acción del otro: así, el observador está él mismo realizando la acción del observad. (Cervino. 2017: 569) .

Cabe mencionar, además, que las mismas son:

(...) selectivas y producen una categorización de los actos en curso. No se activan ante cualquier movimiento visto en los demás, sino que preferentemente por aquellos que se puedan categorizar, que se refieran a una acción concreta, (...) más que por la simple actividad de una parte aislada del cuerpo. (Cervino, 2017: 569).

Para comprender acabadamente el abordaje psicomotor con adultos mayores y estas nociones que convergen es importante no dar nada por supuesto. Por eso se recurrirá a Le Boulch (1978), para precisar acerca de la riqueza del interjuego de roles que produce el fenómeno grupal, (el cual se describe más adelante). Este desenlaza una Actitud Corporal en los integrantes del grupo, produciendo una:

(...) manifestación observable desde el exterior que (aún) en ausencia de un desplazamiento o de un movimiento traiciona las disposiciones o las intenciones del sujeto hacia el medio (medio de los objetos y medio social) y traduce un determinado nivel de vigilancia favorable a una acción eventual. (Le Boulch, 1978: 48, citado por Danderfer y Montenegro, 2012: 28. La aclaración es de Amor y otros 2018. Ver capítulo en esta misma compilación).

Ahora bien, es pertinente detenerse a explicar el fundamento de la eficacia de esta técnica de intervención en Psicomotricidad y cómo marca una diferencia sustancial en el impacto de la calidad de vida de los pacientes añosos. Sabemos ya que:

> (...) no hay juego, de cualquier tipo y formato, que no sea corporal, ya que el jugar implica a la persona toda y por consiguiente compromete los aspectos bio-psico-socio-eco-cultural y por ende, a la globalidad de la persona que juega (...) una modalidad lúdica en donde la mirada del psicomotricista se centra en el modo en que la persona resuelve las acciones que realiza en el desarrollo del juego, sean estas intencionales o automáticas, conscientes o inconscientes. Una mirada que prestará atención a la calidad de las acciones corporales en sí, coordinaciones, gestos, posturas, actitudes, como a la calidad simbólica que en ellas y en el juego elegido se despliega. (Bottini, 2006: 1).

Es entonces, interpretando al mencionado autor, que desde el momento en que proponemos a qué jugar, cómo, dónde y cuándo jugar, lo hacemos permitiendo al grupo construir de manera conjunta y respetuosa un juego que pueda ser sostenido en el tiempo, con las modificaciones que el mismo provoque; estaremos haciendo foco de observación sobre el desarrollo psicomotor, sobre sus posibles desvíos y el momento en que se encuentren los procesos de Retrogénesis Psicomotora propio de la edad. Pero ¿Por qué utilizar entonces el Juego Corporal como modalidad y técnica de intervención psicomotriz con personas envejecientes en un grupo terapéutico?

> Existe una característica fundamental en la causa de la elección del juego corporal como técnica específica del abordaje psicomotor: es en él donde la dimensión emocional-afectiva se manifiesta sin forzamientos, en forma espontánea e inconsciente. Pero a su vez, es gracias a él que la persona podrá reflexionar conscientemente sobre los modos de resolver los conflictos que en el transcurso del juego se presentarán. (Bottini 2006: 110).

El Juego Corporal nos permitirá ajustar nuestra elección de intervención en él, en función de las posibilidades reales del otro y sus preferencias, ya que nadie juega a lo que no puede o no quiere jugar, es entonces que:

> (...) el psicomotricista se mostrará atento a esos modos de jugar y se mantendrá permeable frente a las estrategias utilizadas espontáneamente en la resolución de los conflictos que el juego plantee a la persona, ya que es desde allí que logrará co-construir junto a ella una estrategia eficaz en la superación de los obstáculos. (Bottini, 2006: 111).

Alineado en el concepto que todo juego es corporal, será el mismo un elemento propicio para el ejercicio de la practica psicomotriz con adultos mayores, constituyéndose en un elemento troncal que erigirá diferentes modos de intervención que distingan la especificidad de nuestra disciplina, convirtiéndose así en el

> (...) instrumento propio del ejercicio de la práctica psicomotriz, ya que la recursividad funcional y constructiva (...) entre el cuerpo y el juego, se mantiene a lo largo de todo el desarrollo humano. (Bottini, 2006: 9).

Es decir que el aprendizaje significativo en adultos mayores habilita a la mejora de los aspectos psicomotores, permitiendo la optimización de la calidad de vida de las personas añosas.

En este mismo sentido afirma Cañeque que:

> (...) El juego es un factor de permanente activación y estructuración de las relaciones humanas (...). En medio de climas con altos márgenes de libertad como es el juego, las personas se conectan mucho más allá de los prejuicios, los estereotipos u otro tipo de ataduras sociales. (1993: 63).

En esta ponderación acerca de la intervención contextualizada del abordaje grupal, Bottini nos permite ver la importancia de tener en cuenta las características de cada grupo para poder realizar las intervenciones e insertar información significativa de manera eficaz en el devenir grupal, estimulando todos estos procesos anteriormente mencionados y permitiendo considerar la multicondicionalidad del acontecer grupal, ya sea institucional, social, cultural, de género, etc., para lograr co-construcciones eficaces con el grupo para lograr los objetivos planteados.

Considerando, entonces, a la persona como un sistema complejo y/o auto-organizado, es que se puede comprender el fenómeno grupal en su carácter complejo y dinámico:

> (...) pensar en sistemas es pensar en configuraciones únicas estables y dinámicas a la vez, que precisan para procesar sus propios cambios de información del contexto en que se encuentran, a la vez que modifican su propia estructura por la influencia del mismo y, en ese proceso de auto-transformación, transforman inevitablemente el contexto. Proceso dialéctico por excelencia, en el caso de los grupos que nos atañan, se estructuran a partir de la asunción y adjudicación de roles. (Bottini, 2005: 2).

Para comprender mejor aún este proceso, Pichon Rivière diseña un instrumento que permite analizar la dinámica grupal, al que llamó "Cono Invertido", explicado por Bottini de la siguiente manera:

> Para el autor, por medio de la dinámica de la comunicación grupal, se movilizan contenidos no siempre consientes para sus integrantes, que permiten al grupo en su conjunto poder lograr los objetivos que se propone y llevar adelante la tarea que constituye su finalidad. (...) En el acontecer

grupal se deberá dinamizar la circulación de los roles entre los integrantes del grupo, a fin de evitar los encasillamientos y rotulaciones. (...) Los roles que caracteriza el autor en la dinámica grupal, descriptos en el esquema de cono invertido como vectores, son los siguientes:

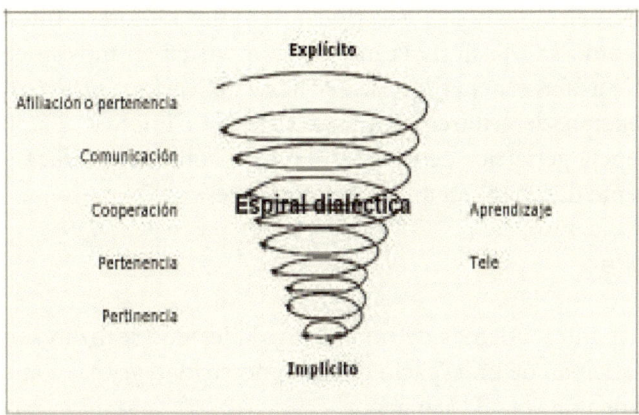

(Bottini 2005: 3)

Es así como los vectores son por un lado roles fijos en cuanto a la aparición en la dinámica del grupo, pero a su vez móviles en la rotación y asunción de estos por parte de los miembros de los grupos, siendo que su dinámica se constituye en un analizador del devenir grupal.

En cuanto a la tarea, se pueden considerar dos tipos en la dinámica de los grupos operativos, una explícita, en tanto razón primordial y compartida por el cual se reúne el grupo y otra implícita, siendo esta una tarea que el grupo debe realizar por sí mismo y para sí mismo, en tanto "proceso grupal", para trabajar algo primordial y sirviendo de motor para permitir un mejor desarrollo de la tarea explicita. (Bottini, 2005)

Si bien no siempre es posible abordar la tarea con efectividad, es función del coordinador permitir un mejor acontecer grupal. Para esto, el mismo debe analizar el momento de evolución en el que se encuentra el grupo y favorecer la circulación de la comunicación, detectando y colaborando con la explicación de los conflictos subyacentes; es este otro de los aspectos que justifica la importancia del porqué del trabajo grupal con personas envejecientes.

Todas estas nociones están sustentadas en el aporte de las Neurociencias con respecto al sistema de Neuronas espejo, sabiendo que:

(...) las acciones realizadas por otros individuos constituyen una categoría de estímulos de gran importancia socio-biológica ya que la comprensión de las acciones de otros individuos favorece la actividad en conjunto y la organización social. (Cervino, 2017: 570).

Este aporte nos permite visualizar la imagen del cuerpo propio y de los otros en permanente co-producción evolutiva en torno al comportamiento social y el desarrollo psicomotor, sabiendo que:

"Cuando se observa una acción hecha por otra persona se codifica en términos visuales, y hay que hacerlo en términos motores. Antes no estaba claro cómo se transfería la información visual en movimiento, y ahora, las Neuronas espejo explican ese nexo". (Cervino, 2017: 570)

A continuación, describiremos una experiencia clínica en el ámbito de una residencia geriátrica de mujeres para ver cómo se produce esto lo anteriormente descripto en un fragmento de sesión:

Viñeta clínica

Las participantes, además de otras actividades que realizan semanalmente, participan de un espacio de Psicomotricidad grupal con una periodicidad de una vez a la semana.

El dispositivo cuenta con tres momentos principales: un momento de socialización inicial, otro de juego corporal propiamente dicho y un momento de socialización final donde se intenta expresar qué sintió y qué pensó cada una de las participantes durante la sesión.

Contextualizando, se reproducirán sólo fragmentos de una sesión para analizar los vectores del cono invertido para el análisis del devenir grupal y cómo impacta el juego corporal en dicho dispositivo.

En el mencionado encuentro surgió un tema de interés general con respecto a la educación inicial. Solamente describiremos el comportamiento de algunas integrantes del grupo, por lo significativo para cada una de ellas. La discusión surgió en torno a la edad en que los niños deberían comenzar la escolaridad, cómo es ahora y cómo era antes y los intereses que los mismos tienen hoy, etc. La señora R expresa que la educación actual cambió radicalmente para mal, y la señora A en contraposición le decía que las formas eran diferentes y que antes no se aprendía nada porque no había tecnología. Cabe aclarar que la señora R es maestra jubilada de educación inicial y prescolar, mientras que la señora A es arquitecta jubilada. Cuando se está desarrollando la discusión, siempre en buenos términos aunque en clara contraposición, la señora N toma la palabra diciendo que: *"Ni antes, ni ahora eran las indicadas. Que simplemente todo cambió como cambiaron nuestros cuerpos, que la educación de ayer era la mejor porque estábamos nosotros y seguro, para los jóvenes, mejor será la de ahora. Lo importante es que podamos ponernos de acuerdo".*

La conversación siguió su curso y llegó el momento del juego corporal. Como es habitual, las residentes pueden elegir entre jugar a lo que ya venían jugando sesiones anteriores o elegir un nuevo juego con el material que está disponible. Entre ellos se presenta como material alternativo a lo que venían jugando seis (6) globos inflados. Ese día eligieron cambiar. Cambio motivado seguramente por la discusión de la ronda inicial. Todas convinieron en que hacer algo nuevo les permitiría pensar en lo significativo que sería para ellas ir hoy a la escuela. El material elegido fueron los globos, y la consigna era respetar los tiempos de los globos. Todos jugamos a patear, soltar, agarrar, acariciar los globos en diferentes posturas y con diferentes movimientos. Cuando el juego terminó llegó el momento de la socialización final. Al preguntar qué sintieron y qué pensaron, la señora A dijo: *"Para mí que soy super inquieta esperar los globos es una tortura, pero me ayudó para calmar la sensación de la discusión"*, a lo que en forma inmediata la señora R dijo: *"Yo me sentí plena, a esta edad no me imaginaba poder pensar y discutir la educación con una arquitecta sin sentir que ella tenía algo para enseñarme"*. Respondiendo la señora N con la aprobación de la señora A: *"Somos un grupo y todas aprendemos de todas. ¡Acá, encerradas, al menos tenemos la posibilidad de expresarnos, tenemos la posibilidad de movernos y eso nos mantiene vivas!"*

Lo que claramente podemos visualizar en este fragmento de sesión es cómo se hace explícita la circulación de los roles. Pondremos el acento, entonces, en primer lugar, en el espacio de socialización que propicia el Psicomotricista en torno a la posibilidad de hablar de temas de actualidad y cómo esto les posibilita a las residentes la fluidez en la comunicación. Vemos claramente cómo circula este rol entre ellas. Sumado a eso el rol de pertenencia que oficia la señora N y que se manifiesta también en las tres integrantes en la ronda final. También aparece el rol Telé en torno a la disposición positiva de trabajar con otra persona. Podemos también analizar estos roles infiriendo la efectividad del dispositivo. Podemos pensar ¿cuál fue la herramienta o estrategia para que esto suceda?, La posibilidad de elegir un juego nuevo, una información novedosa para ellas, ya que cuando los vieron dijeron que *"en su época no era tan fácil acceder a un globo como ahora"*. Lo que se produjo en ellas tiene que ver con la posibilidad de acceder a nuevas experiencias que no dejan de propiciarles un marcador somático saludable, explorando no sólo la sensación producida por el juego con globos específicamente sino la actitud corporal que les despliega esta construcción grupal generando experiencias psicomotoras saludables, favoreciendo la calidad de vida de estos y colaborando de manera positiva en el proceso de Retrogenesis Psicomotora. Todo esto sustentado en el concepto del desarrollo de la persona desde su globalidad, generando modificaciones significativas que las habiliten a la posibilidad de disfrutar de su cuerpo en movimiento, aún estando visiblemente limitado.

Conclusión

Para concluir este trabajo, se considera de suma importancia acudir a una cita de Mila, quien ha generado un aporte muy valioso al estudio de la Psicomotricidad en los adultos:

> (...) la propuesta de los talleres de geronto-Psicomotricidad apunta a generar la aptitud para un aprendizaje permanente que posibilite apertura a los cambios, el desarrollo de la autoestima, la capacidad de goce, la generación de vínculos y redes sociales, la promoción de una participación activa y creativa, el fortalecimiento de pautas comunicativas verbales, gestuales y corporales; estimular la creatividad expresada por distintos medios, realizando actividades que desarrollen las esferas cognitiva, afectiva, social, corporal, gestual y verbal donde escuchar y ser escuchado, y donde sostener y ser sostenido, posibilitando que este espacio permita la resignificación a nivel simbólico de lo vivido corporalmente y el reflexionar y compartir grupalmente aspectos de la etapa por la que están transitando. (Mila, 2008: 141).

A sabiendas de que el descubrimiento de las Neuronas espejo puede ser considerado uno de los descubrimientos más relevantes de las Neurociencias en las últimas décadas, y el abanico de posibilidades que nos brinda el Juego corporal como modo privilegiado de intervención en Psicomotricidad, sumado al aporte del abordaje grupal, permitirá desarrollar en los adultos mayores

> (...) la capacidad mental de percibir, en un contexto común, lo que otra persona puede sentir, esto es, comprender los sentimientos y emociones, intentando experimentar de forma objetiva y racional lo que siente otro individuo. (Cervino, 2017: 570).

Reafirmamos el rol de las Neuronas Espejo, ya que ellas juegan un papel fundamental en las capacidades cognitivas y emocionales de las personas envejecientes y también validamos la disponibilidad corporal del coordinador de grupo y la flexibilidad para poder contextualizar el momento en el que se encuentra, sin él nada de esto sería posible. Destacamos que en este campo tiene un valor incalculable la experiencia de vida y el bagaje cultural de las personas con las que trabajamos los psicomotricistas, porque "su corazón" sigue siendo el mismo y, a pesar de "tener menos piernas", el poder re-encontrarse con el placer de disfrutar de su cuerpo en movimiento les permite sentirse seres globales.

Referencias bibliográficas

Bottini, P. (2006). El juego corporal: soporte técnico-conceptual para la práctica psicomotriz en el ámbito educativo. *Revista Iberoamericana de Psicomotricidad y técnicas corporales.* Universidad de Morón. Buenos Aires. Vol. 6 (2), n° 21, 107-114. [www.iberopsicomotricidadum.com] Consultado el: 29/01/2017.

Bottini, P. (2006). El juego corporal: soporte técnico-conceptual para la práctica psicomotriz en el ámbito educativo. En: M. Villa de Madrid, A Díaz Suarez, *Nuevos retos para la educación infantil.* Conferencia llevada a cabo en VII Convención Iberoamericana de Estimulación y Psicomotricidad, Abril-Mayo, Cartagena, España.

Bottini, P. (2024). La noción de Globalidad de la persona en Psicomotricidad. Actualizaciones y reflexiones (auto) críticas desde los aportes convergentes de diferentes campos del saber. En: Thompson, R.; Soares, M.; Da Fonseca, V.; Bottini, P.; Lázaro Lázaro, A. (comps.) *Tratado de Psicomotricidade.* Riberâo Preto/SP: Booktoy.

Cañeque, H. (1993). *Juego y vida.* Buenos Aires: El Ateneo.

Cervino, C. (2017). *Neurociencias. Cerebro, mente y conducta.* Buenos Aires: Ediciones Praia.

Damasio, A. (2001) *El error de Descartes. La razón, la emoción y el cerebro humano.* Barcelona: Crítica.

Da Fonseca, V. (1998). *Manual de observación psicomotriz.* Barcelona: INDE Publicaciones.

Mila, J. (2008). La formación de psicomotricistas en el campo del envejecimiento y la vejez: interfaces necesarias. En: *De profesión psicomotricista.* Buenos Aires: Miño y Dávila Editores.

Menezes de Vasconcelos, M. (2003). A Psicomotricidade como promotora da qualidade de vida na terceira idade. *Revista Iberoamericana de Psicomotricidad y técnicas corporales.* Universidad de Morón. Buenos Aires. Vol. 3(4), n° 12, [www.iberopsicomotricidadum.com]. Consultado el: 23/01/2018.

Sassano M. y Bottini P. (2010). Apuntes para una historia de la Psicomotricidad. En: *Psicomotricidad. Prácticas y conceptos.* Bottini, P. (Comp.) 3ra ed. Buenos Aires: Mino y Dávila editores.

Sassano, M. (2013). El paradigma de la complejidad y la globalidad de la persona humana. En: *La construcción del Yo corporal.* Buenos Aires: Miño y Davila editores.

Sassano, M. (2013). El concepto de cuerpo. Esquema e imagen corporal. En: *La construcción del Yo corporal.* Buenos Aires: Miño y Davila editores.

Tuzzo, R. (2007). Un aporte a la investigación de estereotipos implícitos acerca del envejecimiento y la vejez. *Revista Iberoamericana de Psicomotricidad y técnicas corporales.* Universidad de Morón. Buenos Aires. Vol. 7(1), n° 25, [www.iberopsicomotricidadum.com]. Consultado el día 22/01/2018.

APUNTES DE CATEDRA:

Bottini, P. (2005). *"Dinámica de Grupos".* Apuntes de Cátedra Teoría y técnica de la Psicomotricidad I (material no editado) (año 2013). Instituto Tezza: Buenos Aires.

Berlasky, M. (2014) *"Envejecimiento".* Apuntes de Cátedra Residencia (material no editado). Instituto Tezza: Buenos Aires.

CAPÍTULO 6
COMENTARIO DE APERTURA

Hace más de veinticinco años que el Dr. Miguel Llorca y la Dra. Josefina Sánchez dan el primer impulso a la creación del Seminario de Formación Permanente en Psicomotricidad de la Universidad de La Laguna, en el que vienen realizando una labor no sólo formadora e investigadora, sino también asistencial. Han sido muchos años de indagación, formación, encuentro con otros profesionales y colegas que han situado este espacio como centro de referencia para niños y adolescentes que presentan necesidades educativas en la Comunidad Autónoma de Canarias. Además, son conocidas las aportaciones realizadas a partir de los proyectos de investigación que han dirigido, entre las que destacan el estudio del bebé prematuro, los niños/as y adolescentes adoptados o en situación de acogimiento institucional.

Teniendo en cuenta que en este capítulo los autores exponen de forma admirable el lugar y la importancia del cuerpo en la práctica psicomotriz, trataré de acercar y contextualizar el tema desde una mirada global.

El cuerpo del psicomotricista relacional se convierte en el objeto principal de su intervención con el niño o la niña, el/la adolescente o la persona adulta, con el objetivo de ayudarlo en la construcción y/o reparación de su identidad personal. Así, el lugar y la mirada que ofrecemos del cuerpo desde la Psicomotricidad relacional representan, sin duda, una de las particularidades (si no la más relevante) que dan significado y otorgan un sentido diferenciador a la intervención.

El cuerpo nos da un contorno sin el que no es posible existir, supone un límite existencial que ofrece la posibilidad de realizar movimientos de apertura hacia el mundo (tanto externo como interno), pero también de aislamiento y ruptura (bloqueando las vías de comunicación y, por tanto, la posibilidad de aprender, crecer y evolucionar). Podemos afirmar que cada cuerpo es único y que no existe ninguno idéntico a otro. Cada uno tiene sus singularidades, fortalezas, sensibilidades, fragilidades o rincones ocultos, y cada una de estas características actúan conjuntamente, sobresaliendo algunas por encima de otras en función de cómo haya sido (y continúe siendo) nuestro proceso de construcción corpórea. Por tanto, nos referimos a un abordaje que debe estar personalizado no sólo al individuo con el que interactuamos, sino también a las manifestaciones que vienen determinadas por el momento en el que se inscribe la relación. La expresividad vendrá determinada por el contexto, el momento del día o del año, la exigencia de las relaciones interpersonales, etc. De manera que trabajar con el cuerpo requiere una intervención absolutamente creativa a partir de nuestro proyecto inicial, ya que sólo podemos lograr una intervención eficaz cuando somos capaces de ajustarnos a las peculiaridades del momento en el que se inscribe la relación.

A lo largo de este capítulo podemos descubrir las herramientas (referidas al cuerpo) que desde la psicomotricidad relacional se ponen de manifiesto durante las sesiones. Para ello, Miguel y Josefina hacen especial hincapié en la importancia del juego corporal y de los mediadores corporales como facilitadores que intervienen, en un primer momento, en la creación y elaboración de la relación (ayuda en el proceso de construcción interna) y, posteriormente, en el proceso de diferenciación (conquista de la autonomía).

Los invito a disfrutar de la lectura.

Talia Morillo

EL LUGAR DEL CUERPO EN EL JUEGO CON NIÑOS Y NIÑAS

Josefina Sánchez Rodríguez y Miguel Llorca Llinares

Introducción

El cuerpo es el instrumento primordial de relación y comunicación con las personas que nos rodean. En el momento de nacer el bebé está totalmente indiferenciado y dependiente de su madre, dependencia física y afectiva que requiere de un entorno maternante que cubra sus necesidades para poder sobrevivir y ayudarle a diferenciarse como persona, sintiéndose querido, aceptado tónicamente, para ganar la confianza que requiere irse separando. El bebé nace con una serie de reflejos arcaicos, como la succión y el agarre, así como pautas conductuales, como pueden ser el llanto, el movimiento, la actitud corporal reflejada en su tono muscular, que ocasionan una respuesta por parte de su madre que de forma ajustada le sostiene y mueve, favoreciendo la creación de los vínculos primarios fundamentales para el "apuntalamiento" de la construcción del psiquismo.

Esta expresividad psicomotriz del recién nacido pone de manifiesto cómo se siente y, sin necesidad de mediar palabra, el entorno maternante interpreta lo que el bebé expresa y trata de atender a su demanda tomándolo en brazos, mirándole, tocándole, y en función de su capacidad de ajuste corporal, se produce un intercambio tónico que puede calmar el deseo del niño, convirtiéndose en el primer instrumento de comunicación.

Esta dependencia inicial sitúa la "vivencia corporal" en un primer plano del desarrollo del psiquismo y, durante los primeros meses de vida, serán las sensaciones de placer y displacer las que irán constituyendo su "yo corporal", siendo la madre o figura maternante, la mediadora entre el bebé y su relación con el entorno, dependiendo de ella que lo descubra como confiable, ordenado y bueno, o bien, como caótico, confuso y peligroso (Lapierre *et al.*, 2015).

Estas experiencias de placer y displacer que ocurren en la relación con su madre no tienen representación psíquica, puesto que todavía no está constituido el "yo", pero dejan una huella en el inconsciente que impulsan al niño a buscar nuevamente situaciones placenteras, facilitando la formación de un continente psíquico y la constitución de su totalidad corporal. Por el contrario, la reiterada insatisfacción de sus necesidades origina la grabación de huellas de displacer y la falta en la totalidad corporal (Aucouturier, 1995) y por lo tanto la fragilidad o ausencia de un continente psíquico.

Psicomotricidad relacional y juego corporal

Los mediadores corporales de relación

La metodología de intervención en Psicomotricidad relacional se basa en el juego espontáneo y en la disponibilidad corporal del psicomotricista para responder a las demandas y necesidades del otro. Esta implicación corporal va más allá de un intercambio de tensiones musculares, remitiendo a aspectos tónico-emocionales más arcaicos (Camps, 2006).

En este proceso relacional, el cuerpo del psicomotricista debe poner de relieve lo que el niño no puede decir, haciendo de espejo en el que se reflejan sus fantasmas, se pone a su disposición no como objeto pasivo, sino como objeto activo. Se convierte en lo que el niño quiere o el adulto interpreta que necesita, ajustando su tonicidad y así, dependiendo de sus deseos más profundos o de las carencias primarias, puede hacerse tónicamente madre, padre, lugar de acogida, de seguridad, tónicamente lugar a destruir, lugar de angustia o incluso de miedo (Lapierre y Aucouturier (1980). Esta proyección de fantasmas sobre el cuerpo del psicomotricista y la respuesta que éste le devuelve permitirá una movilización de la situación relacional bloqueada, pasando a ser una relación de auténtica comunicación, cargada de afectividad y no mediada por los estereotipos sociales.

Si analizamos las diferentes funciones del tono muscular, nos encontramos que, definido como el estado de tensión en el que se encuentran los músculos de fibra estriada (los músculos de la vida de relación), tiene una función instrumental, siendo la base sobre la que se desarrollan los gestos, las posturas y las diferentes actividades motrices, función que se vincula a la construcción del esquema corporal, ya que informa y actualiza los datos que tenemos acerca de nuestro cuerpo, por el registro continuo que la ligera contracción de los músculos provee (Berruezo, 1995). También el tono se asocia con los procesos de atención y percepción, fundamentales para el desarrollo de la inteligencia, pues es la base de los procesos de activación y disposición cerebral ante un estímulo, preparando al cuerpo para la respuesta conductual necesaria (Bottini, 2007). Es a partir de un buen sostén tónico que el niño desarrolla sus fantasmas de dominio (Aucouturier, 2004), confiando en sus posibilidades corporales para ponerse a prueba, realizar nuevas conquistas motoras y descubrir y modificar el entorno que le rodea.

Además, y esto es lo que más nos interesa desde la Psicomotricidad relacional, el tono está estrechamente vinculado con las emociones, a través de la formación reticular y su conexión con los circuitos de reactividad emocional y los centros subcorticales. Esta conexión con los centros subcorticales añade al acto motor una connotación afectiva no necesariamente consciente e intencional, convirtiéndose entonces el gesto en portador de un mensaje involuntario (Lapierre, 1997). El lenguaje corporal es arcaico porque está basado en estructuras arcaicas, innatas, trasmitidas de generación en generación. Estas estructuras neuromotrices pertenecen al patrimonio genético de la humanidad. La especie humana, como cada especie animal, tiene sus códigos gestuales y sus rituales de comunicación.

El psicomotricista debe ser una persona sensible a todas las manifestaciones expresivas del niño, permaneciendo a la escucha de todas las producciones corporales como lo estaríamos a la escucha de sus palabras, dejándole hablar antes de responderle, mostrándose totalmente disponible al otro. En la respuesta se puede dar la implicación total de los dos cuerpos, mediante el tacto (Camps, 2013), la contención o la fusión tónica, que lleva a estados primarios de indiferenciación tras los que volver a construir nuevos registros tónicos; también podemos responder desde la distancia, utilizando la postura corporal como reclamo, como provocación a la acción del niño, o también utilizando los mediadores corporales, tales como el gesto, la voz y la mirada (Llorca, 2002) con la finalidad de crear un espacio de comunicación entre el niño y el psicomotricista.

El gesto puede ser un acompañamiento directo o a distancia, depende del momento evolutivo del niño y sus necesidades. Imitar el gesto del niño es entrar en acuerdo con él, permitirle entrar simbólicamente en nuestro cuerpo, supone una primera comunicación de aceptación, de identificación o de fusión. El psicomotricista aprende a ralentizar sus gestos, a convertirlos en un lenguaje que acoge las producciones del niño, haciendo de espejo frente a su agresividad, su alegría, su miedo, etc. El gesto también ayuda a darle significado a las acciones del niño, amplificando el sentido de lo que se vive o se hace cuando el niño no comprende o no tiene las herramientas básicas para la comunicación.

La voz es el mediador más arcaico, es percibida por el niño desde el quinto mes de vida intrauterina. El grito y la voz, como todos los sonidos vocales que salen del cuerpo, entran en el cuerpo del otro, restableciendo así una penetración simbólica (Lapierre y Lapierre, 1982). El intercambio de sonidos vocales supone un intercambio de tensiones afectivas y corporales, supone en definitiva la resonancia de un cuerpo dentro de otro cuerpo. El ritmo de la voz puede convertirse en el equivalente del acunamiento. Sin requerir de un lenguaje elaborado, el psicomotricista relacional utiliza palabras importantes o sonidos para acompañar al niño y construir una relación empática con él.

La mirada también es un medio de penetrar en el otro. La fascinación de la mirada del bebé es una de las comunicaciones más profundas que se pueden establecer con él. La penetración recíproca y simultánea puede provocar el establecimiento de una comunicación muy profunda de aceptación y reconocimiento, e incluso, de una fusión.

El juego corporal

Para que el juego sea un exponente de la globalidad del niño, ha de ser un juego libre y basado en el respeto a la espontaneidad del niño. El juego corporal se caracteriza por no necesitar la presencia de objetos para poder llevarse a cabo, es un juego esencialmente psicomotor, que evoluciona a lo largo del desarrollo, adquiriendo distintas formas en cada etapa evolutiva (Sassano, 2011), permitiendo al niño transitar entre la fantasía y la realidad (Winnicott, 1971), relacionando su mundo interno y externo.

Durante los seis primeros meses de vida, donde no existe la capacidad de representación mental de lo que ocurre, el juego corporal es fundamentalmente propiciado por la madre o personas cercanas al niño, consistiendo fundamentalmente un balanceos, giros, cambios posturales, caricias, en los que predominan las sensaciones vestibulares y cinestésicas, dejando huellas de placer o displacer en función de la respuesta más o menos ajustada del entorno. Estas huellas grabadas en el inconsciente, impulsan al niño a buscar nuevamente relaciones placenteras, facilitando la formación de un continente psíquico y la constitución de su totalidad corporal.

A través de la intervención en Psicomotricidad relacional tratamos de volver a encontrar con los niños estos juegos primarios, ofreciendo nuestro cuerpo como objeto de placer en el que el niño pierda el temor al encuentro corporal y vaya registrando, progresivamente, huellas de placer que reparen o completen las faltas que han originado una detención en el desarrollo. Independientemente de la edad del niño, el psicomotricista utiliza su cuerpo para entrar en relaciones de placer a través del movimiento, no mostrando temor ni rechazo a los juegos regresivos o agresivos que surgen en función de las emociones y carencias de los niños.

Las experiencias de displacer, ocurridas durante los seis primeros meses de vida, al no disponer de un lugar psíquico para su elaboración, dejan una huella indeleble en forma de angustias arcaicas que luego veremos reflejadas en su expresividad corporal ante determinadas situaciones que ocurren en la sala de Psicomotricidad (Aucouturier, 2004). Las angustias que más frecuentemente nos podemos encontrar hacen referencia a la **angustia de separación** con manifestaciones como chuparse los dedos, puños cerrados o necesidad de unir las manitas; la **angustia de caída**, producida por la falta de sostén y contención y que ocasiona que los niños busquen seguridad aferrándose a un objeto, una música, un sonido, una actividad rítmica o recurrir a constantes estimulaciones bucales; la **angustia de disolución y de derramamiento**, como consecuencia de la ausencia de una envoltura bien constituida, con muestras de fascinación hacia lo que se derrite, se vacía o se derrama; la **angustia de despellejamiento**, como consecuencia de una separación brusca, realizada sin precaución y que puede manifestarse a través de enfermedades dermatológicas (dermatitis que ocasionan auténticas fracturas de la piel) y que ocasionan deseos en el niño de buscar envolturas que le cubran y manifiesto temor a desvestirse; la **angustia de fractura**, con miedo a que se cuerpo se fragmente, jugando a que se rompen por la necesidad de reunificarse, de recomponerse con la ayuda del otro; la **angustia de explosión**, similar a la anterior y manifestación de una identidad frágil con miedo a desintegrarse como algo que explota, asociado al temor ante los ruidos intensos o las explosiones.

En la sala de Psicomotricidad, el psicomotricista relacional se involucra con su cuerpo ofreciendo al niño el sostén y la contención afectiva que necesite para poder reparar las dificultades en la construcción de un continente psíquico. Se propone jugando, acercándose a su nivel, dejando pequeños registros tónicos placenteros de sujeción, de cuidado, de confianza o de reconocimiento, ayudando a que el niño se movilice en la búsqueda de lo que le falta, en un cuerpo que no le da miedo, porque no lo encierra, no lo persigue ni le invade. El psicomotricista relacional moviliza el deseo del niño para que busque una relación que le propicie un estado de mayor seguridad, bienestar y afirmación, intentando contener las angustias primarias y convertirlas en conquistas psicomotoras.

A partir del segundo semestre de vida, se avanza hacia la constitución de una primera identidad, partiendo de la organización de las sensaciones internas en torno al "sí-mismo" (yo corporal) que da paso a la constitución del "yo psíquico" y la apertura al mundo de los demás. Pese a seguir dependiendo de su madre, en este estadio empieza a estar separado corporalmente, produciéndose la toma de distancia progresiva de su madre utilizando en primer lugar los mediadores corporales, mirada y voz fundamentalmente, y posteriormente los objetos como mediadores de la relación (Lapierre, 2008).

Como reacción a la pérdida del objeto primario surgen los juegos reaseguradores de aparecer y desaparecer, propiciando la creación del símbolo de la madre ausente, del objeto que desaparece, al igual que ocurre con el resto de juegos de contenidos presimbólicos (vaciar y llenar, apilar y tirar, dispersar y agrupar). La curiosidad se desplaza hacia "el mundo externo" y del "otro", jugando la madre nuevamente un papel fundamental que desde su seguridad afectiva favorece el desarrollo de los deseos del niño por descubrir su entorno. Cada vez es más capaz de moverse y alejarse de su madre experimentando emoción y excitación, pero le tranquiliza poder regresar a la seguridad de su madre. Para la intervención desde la Psicomotricidad relacional, los juegos de aparecer y desaparecer, de destruir para construir, de separarse para que el niño pueda acercarse, son fundamentales y básicos en la construcción de un vínculo seguro.

En el segundo año, se añade el interés por explorar el mundo, empieza a andar, caerse y tropezar, descubriendo los límites de su yo corporal y las coordenadas espacio-temporales. El niño progresivamente se va reafirmando en su identidad por introyección de una realidad externa más tranquilizadora, que ayuda a la progresión de su mundo interno, que, a su vez, por proyección, mejora su imagen del mundo externo (Hernández, 2007).

Durante esta etapa evolutiva, el cuerpo siempre estará presente en el desarrollo de los juegos del niño, inicialmente requiere la implicación total del cuerpo del otro, debido al estado de indiferenciación en el que se encuentra, teniendo un papel fundamental los intercambios tónicos, pero, en la medida que se va distanciando del cuerpo de la madre aparecen los juegos reaseguradores de contenido pre-simbólico y, en la medida que mejora sus competencias motrices, aparecen los juegos de reaseguración profunda, juegos sensomotores con gran implicación corporal, en los que la presencia del psicomotricista adquiere un papel fundamental de acompañamiento, sosteniendo y provocando las acciones del niño (Sassano, 2011), dándoles significados desde la palabra o participando activamente en sus juegos, propiciando el abordaje de los fantasmas de acción vinculados a la motricidad (Aucouturier, 2004).

- El placer de estar de pie, como forma de vivir su propio equilibrio y manifestación de su propia identidad, independientemente de los apoyos de los otros.

- El placer de la caída, pudiendo jugar a perder la verticalidad para volver a recuperarla, perder la posición erecta porque está seguro de haberla conquistado. Juegos que podemos observar repetidamente en los niños y niñas en torno a los 18 meses de vida, cuando adquieren la representación de sí mismos.
- El placer de correr, como forma de conquistar el espacio, de poder separarse y regresar, sin vivirlo de forma angustiosa.
- El placer de columpiarse, que de forma similar a la anterior permite ir y volver, jugando al reencuentro o reactualizando vivencias regresivas primarias.
- El placer de saltar en profundidad y ser uno mismo, desprendiéndose de la seguridad del otro.
- El placer de girar, que proporciona la estimulación laberíntica y la toma de conciencia de su unidad corporal, con la pérdida momentánea de los referentes visoespaciales que se vuelven a recuperar al parar.

Todas estas experiencias que permiten al niño disfrutar de su cuerpo, jugar con la boca, con las manos, con la voz y con las sensaciones kinestésicas globales, van a favorecer que el niño pueda abrirse a las relaciones con los demás a través del placer vivido, ofreciéndole referencias físicas de sus propios límites, que se reflejan también en una mayor conciencia de los límites en las relaciones con los demás y su ajuste social; permitiéndole sentirse capaz de dominar su cuerpo y también su entorno, de representarse corporalmente y de poder elaborar también otros constructos mentales sobre los que desarrollar la comprensión de su entorno. Las conquistas corporales se convierten así en conquistas sociales, emocionales y cognitivas, porque las vivencias del cuerpo, como señaló Dupré ya desde 1905 o Ajuriaguerra en 1979, se encuentran estrechamente relacionadas con nuestras posibilidades relacionales y nuestra conformación de la personalidad; cuerpo y psiquismo forman una unidad.

En estos intercambios lúdicos, el cuerpo del adulto adquiere un valor simbólico, en él, el niño proyecta las funciones maternales y paternales. El cuerpo del psicomotricista es vivido por el niño como un lugar de placer y seguridad, un continente de calor afectivo que lo protege (Lapierre, 1991). Pero esta protección y seguridad afectiva encierra en sí misma un deseo de independencia. En la relación con nuestros padres, cada uno vive la necesidad de separación para la identificación personal.

En este proceso, la seguridad que le ofrecían sus padres se puede vivir como prohibición, la protección como devoración, y el amor se transforma en odio. Surge entonces la agresividad infantil, por liberarse de una dependencia que por otro lado desea y necesita. Pero no todos los niños, ni todos los adultos, hemos tenido padres que nos ayuden en esta evolución, quizás demasiado rígidos para enfrentarnos a ellos, o tal vez demasiado culpabilizadores o, por el contrario, permisivos; el niño encuentra en la sala de Psicomotricidad a un adulto con el que puede vivir una relación privilegiada, que lo desculpabiliza, lo comprende y le permite experimentar esa relación ambivalente de amor y odio que progresivamente le irá llevando a una mayor identificación y autonomía como individuo. El cuerpo del psicomotricista toma por tanto un valor preferencial para el niño, pues en él puede vivir la afectividad, la emocionalidad y sus deseos de manera simbólica, con un adulto que le ayuda a elaborar y madurar su vida afectiva.

Así pues, dependiendo de la historia de cada niño, André y Anne Lapierre (1982) describen una serie de fases en la relación del niño con el adulto hasta conseguir jugar de forma independiente, insistiendo en la necesaria disponibilidad corporal del adulto para que el niño pueda elaborar simbólicamente todo este proceso:

1ª fase: Inhibición. Inhibición frente a lo inhabitual de la situación, frente a un adulto que no impone nada, que no propone ninguna actividad y pone su cuerpo a su alcance, en el suelo. El niño suele responder con una prudente distancia del cuerpo del adulto, siendo la única comunicación la de la mirada. Es función del psicomotricista convertir esta mirada y este temor inicial en un encuentro más cercano, utilizando los mediadores materiales para ir acercándose al cuerpo del niño y dejar pequeños registros que ayuden al niño a perder el miedo al juego cercano con el adulto.

2ª fase: Agresividad. Se es agredido por ser adulto, símbolo de poder, de autoridad y de frustración del deseo del niño. A través de la relación transferencial que se propicia en la sala de Psicomotricidad, el psicomotricista va a poder entrar en juegos en los que se convierte en una figura de apego mala, amenazante, que genera sentimientos de rabia y destrucción que se expresan fuera para poder elaborar, o en una figura buena y disponible para poder amar y sentirse amado. A través del mundo simbólico, el psicomotricista va a representar al lobo, al cocodrilo, al monstruo, ofreciendo un cuerpo y una imagen en la que el niño pueda proyectar aquello que le asusta, modificándose a través de la vivencia y pudiendo sentirse capaz de enfrentarse a sus miedos y conflictos internos.

Para poder establecer un verdadero diálogo, es necesario que en ciertos momentos el niño sea reconocido en su propio deseo, garante de su identidad y que él se pueda imponer al adulto, desacralizando el cuerpo del psicomotricista y lo que para él representa. De todas formas, nuestro cuerpo continúa siendo, en sus fantasmas, el símbolo de poder que el adulto tiene sobre él. No puede por tanto, establecer una relación de igualdad. Por otro lado, nosotros ya no le imponemos nuestros deseos, por lo que él se siente libre para expresar los suyos. Si el adulto simula renunciar a su poder, ya puede intentar agredirlo, destruirlo (te maté, estás muerto). A través de la provocación con el gesto, con los juegos, con los objetos, el psicomotricista relacional va favoreciendo que el niño se sienta capaz de entrar en relaciones de enfrentamiento y afirmación, ajustando su respuesta de forma tónica en función de si quiere ayudar al niño a sentirse más fuerte y con una autoestima mayor, o si requiere de más estructura con figuras de referencia más capaces de poner límites a sus deseos e impulsividad, entrando en relaciones de frustración.

El psicomotricista relacional no teme las explosiones de rabia y malestar del niño, respondiéndole con su cuerpo tónico y su actitud, para ayudarle a poder expresar su malestar ante una persona que es capaz de sostenerle y cuidarle, sin caer en una relación destructiva. Entre las competencias del psicomotricista relacional se encuentra la habilidad para decodificar el sentido de la agresividad del niño y convertirla en una expresión simbólica, ajustada y controlada, aprendiendo a poner el cuerpo y a protegerse al mismo tiempo.

3ª fase: Domesticación. Al igual que el domador necesita domesticar a la fiera para tener el poder, el niño siente la necesidad de domesticar al adulto para que no le resulte peligroso ni amenazador. De esta manera se sentirá libre aunque siga necesitando al adulto.

El niño afirma su propio poder, invirtiendo los papeles. Manipula al adulto y simula que es el jinete que tiene las riendas del caballo o que es quien nos da de comer, mostrando la importancia de la oralidad, del poder que posee el que da de comer sobre quien recibe el alimento. La posibilidad de sentir que domina al adulto abre al niño al sentimiento de dominar su entorno, de ser una persona capaz, poniendo en acción los fantasmas de dominio.

4ª fase: Fusionalidad. Cuando el niño está seguro de que el adulto no le impone ya su deseo, él no necesita agredirlo, ni dominarlo, ya puede por tanto abandonarse a sus deseos afectivos y fusionales sin el temor de ser "poseído", buscando momentos de ternura, de seguridad, de refugio afectivo y regresión fusional. Es un contacto muy íntimo con nuestro cuerpo y que repite hasta que haya cubierto esta necesidad, comenzando una reconstrucción desde el periodo intrauterino, donde los límites que diferencian a las dos personas se pierden, para llegar a un estado de indiferenciación y plenitud donde el niño se abandona en el cuerpo del adulto. Esta reconstrucción es necesaria para algunos niños que nacen cargados de vivencias de displacer provocadas por la negligencia y los malos tratos maternales, o por vivencias de rechazo o pérdida del registro fusional, como ocurre en muchos niños que son dados en adopción a partir de su nacimiento.

5ª fase: Agresividad simbólica. El placer fusional ha llevado al niño a una cierta dependencia del adulto, de la que debe liberarse y surge nuevamente la agresión, pero que es diferente a la del principio, ya que en este momento no necesita destruir al adulto (tiene confianza) sino que siente deseos de marcar simbólicamente la distancia de su independencia.

La agresión se convierte en juego, controla sus gestos, amenaza a distancia, aparece el grito. La agresividad pasa a un segundo plano y se establecen relaciones de intercambio donde no está tan presente la necesidad de contacto corporal para sentirse querido y aceptado; ni requiere de enfrentamientos fuertes para sentirse diferenciado y con posibilidad de afirmarse. Es la etapa de los juegos de provocación, donde el niño juega con los límites y con los materiales para ser visto y tener una respuesta del adulto que propicie el mantenimiento de una relación, muchas veces, llena del placer de reactualizar el encuentro y la separación.

6ª fase: Juego e independencia. El adulto ya no es indispensable. Juega con los otros niños y, de vez en cuando, invita al adulto a participar. Llegar a esta fase es a veces la intervención más difícil, conseguir que el niño se separe del adulto, gane autonomía y no requiera de un contacto corporal o una atención continua a través de la provocación, la agresión o los juegos regresivos en los que pide una relación de maternaje. Para todos aquellos niños con una construcción vincular insegura es difícil conseguir esta separación del cuerpo y la mirada del adulto. Es competencia del psicomotricista relacional poder empezar a utilizar los materiales como sustitutos simbólicos de su cuerpo para que el niño vaya siendo capaz de autocontenerse, dilatando sus respuestas en el tiempo para favorecer que vaya logrando una mayor autonomía. Es desde el espacio de "la casa" (Lapierre, 2015), desde donde el psicomotricista puede ir poco a poco construyendo un lugar de diferenciación para crear un espacio de comunicación separándose del niño y animándolo a conquistar un lugar social junto a sus iguales.

En esta relación fundamentalmente corporal, el psicomotricista ha de reencontrar en sí mismo el placer del juego, del movimiento, ya que para que se dé una buena relación ha de ser un placer compartido. No se trata de dejar hacer sin más, si no que, mediante sus intervenciones, el psicomotricista debe canalizar, orientar y hacer evolucionar el juego, saber cuándo decir sí y no, jugar a la aceptación, a la negación y a la provocación, teniendo un rol activo según las necesidades y el momento evolutivo de cada niño y niña (Lapierre, 1991).

Estas fases propuestas por Lapierre no ocurren de manera lineal sino que van a depender de las necesidades de cada niño. Algunos entran a la sala directamente desde una relación basada en el enfrentamiento, y otros, en la dominación. En ocasiones, aunque ya el niño juega de manera independiente al adulto, vuelve a necesitar momentos de fusión o de oposición para confirmar o reactualizar etapas vividas, y también, para poder elaborar vivencias actuales que le generan estrés. No todos los niños necesitan matar al adulto, muchos precisamente requieren de un adulto fuerte que les contenga y limite su impulsividad. Lo importante es identificar el momento del niño para ofrecerle una respuesta ajustada y ayudarle a salir de relaciones dependientes fijadas en elementos inhibitorios, fusionales, agresivos o controladores. Conocer las fases por las que transita la relación entre el niño y el adulto nos ofrece un camino de posibilidades a seguir en nuestra respuesta tónica-corporal para ayudar a los niños a transitar hacia la autonomía.

Dentro de la relación corporal a través del juego podemos encontrar además, no solo la agresividad o la afectividad del niño sino también un cuerpo cargado de sexualidad. Tanto con niños muy afectados psicológicamente como con preadolescentes y adolescentes, el psicomotricista aprende a integrar las demandas sexualizadas del niño, a regular su tono para apaciguar el deseo sexual del niño que se despierta en el contacto corporal con el adulto, dejando su cuerpo disponible y modificando la relación, para ayudarle a diferenciar entre la búsqueda del placer genital y las relaciones de contención y afectividad, que desde una figura maternante como es la del psicomotricista, son las únicas que podemos ofrecer, ayudándole si es el caso, a situarse ajustadamente en la fase edípica y a modificar su demanda de afectividad inhibiendo sus pulsiones sexuales.

Sin caer en la persecución o la invasión del niño, el psicomotricista relacional cuenta fundamentalmente como material de trabajo con su cuerpo; la llegada a éste, la elaboración de contenidos relacionales y la separación del mismo, van a ser los objetivos fundamentales del trabajo en diferentes momentos de la intervención, dirigidos a que el niño consiga desarrollar su identidad y su autonomía. Es a través del cuerpo y del diálogo tónico que se establece, que puede construirse una relación afectiva con el otro, capaz de completar o modificar las carencias con las que los niños y niñas llegan a la sala de Psicomotricidad. Poder comprender la cantidad de matices tónicos, desde la aceptación incondicional al rechazo, que ofrecemos con nuestro cuerpo, nuestra postura, nuestros gestos, nuestra voz o nuestra mirada, requiere de una amplia formación personal que nos ayude a tomar conciencia, a través de nuestra propia piel y nuestras vivencias, del amplio contenido que encierra la relación corporal y la decodificación simbólica de la misma.

Referencias bibliográficas

Ajuriaguerra, J. (1979). *Manual de psiquiatría infantil*. Barcelona: Toray-Masson. 4ª ed.

Aucouturier, B. (1995). La ayuda psicomotriz en la educación especial. *Actas XII Jornadas de Práctica Psicomotriz: La ayuda psicomotriz*. Escuela municipal de expresión y psicomotricidad: Barcelona.

Aucouturier, B. (2004). *Los fantasmas de acción y la práctica psicomotriz*. Barcelona: Graó.

Berruezo, P.P. (1995). *La pelota en el desarrollo psicomotor*. Madrid: CEPE.

Bottini, P. (2007). Juego corporal y función tónica. Práctica psicomotriz e intervención eficaz. *Revista Iberoamericana de Psicomotricidad y Técnicas Corporales*, 25, 111-116.

Camps, C. (2006). El diálogo tónico y la construcción de la identidad personal. *Revista Iberoamericana de Psicomotricidad y Técnicas Corporales*, 25, 5-30.

Camps, C. (2013). Piel, envoltura, tocar y ser tocado: el lugar del tacto en psicomotricidad. *Revista Iberoamericana de Psicomotricidad y Técnicas Corporales*, 37, 4-43.

Hernández, A. (2007). La construcción de aparato psíquico. Ponencia, *Experto universitario en educación psicomotriz*. Universidad de La Laguna.

Lapierre, A. (1991). Juego, contacto y relación. *Cuadernos de psicomotricidad y educación especial*, 7, 7-13.

Lapierre, A. (1997). *Psicoanálisis y análisis corporal de la relación*. Bilbao: Desclée de Brouwer.

Lapierre, A. (2008). De la identificación primaria a la conquista de la identidad. *Revista Iberoamericana de Psicomotricidad y Técnicas Corporales*, 31, 21-27.

Lapierre, A. y Aucouturier, B. (1980). *El cuerpo y el inconsciente en educación y terapia*. Barcelona: Científico-Médica.

Lapierre, A. y Lapiere A.M. (1982). *El adulto frente al niño de 0 a 3 años*. Barcelona: Científico-Médica.

Lapierre, A.M., Llorca, M. y Sánchez, J. (2015). *Fundamentos de intervención en Psicomotricidad relacional*. Málaga: Aljibe.

Llorca, M. (2002). La psicomotricidad como propuesta de intervención educativa. En M. Llorca *et al.* (coord.), *La práctica psicomotriz: una propuesta educativa mediante el cuerpo y el movimiento*. Málaga: Aljibe.

Sassano, M. (2011). El juego corporal en la infancia como soporte de la resiliencia. *Revista Iberoamericana de Psicomotricidad y Técnicas Corporales*, 36, 33-47.

Winnicott, D.W. (1971). *Realidad y juego*. Barcelona: Gedisa.

CAPÍTULO 7
COMENTARIO DE APERTURA

La importancia de la psicomotricidad en el 1er nivel de atención

Cuando hace muchos años comencé a trabajar en el Centro de Salud y Acción Comunitaria N° 24, María Eva Duarte de Perón como pediatra y antes de crear junto a mis compañerxs el Programa de discapacidad, había leído el libro de "Neuropediatria. Neuropsicología y aprendizaje "del Dr. Jaime Tallis. Quedé impactada porque hace 20 años esa mirada del neurodesarrollo no había sido aprendida en mi formación… muchas otras miradas y saberes con el tiempo supe que tampoco.

Busque dónde ese Sr. que me había conmovido estaba atendiendo, lo encontré finalmente en el Htal. Durand. Junto a él, trabajaba un psicomotricista Pablo Bottini. Así hace 20 años llego a mi vida profesional la Psicomotricidad. Luego como cuando una se habilita a mirar mas allá de sus fronteras conocí a otras psicomotricistas que abrieron en mi saber un profundo conocimiento de las infancias, como Noemí Beneito.

Volviendo a los inicios, me ocupe en esos comienzos de realizar derivaciones protegidas al Dr. Tallis para que lxs niñxs de Soldati que se atendían en el Cesac pudieran tener una atención de excelencia con su equipo, entre ellxs lxs psicomotricistas.

Muchos años después, otro hito fundamental en mi profesión me encontró con la psicomotricista Adriana García y la pediatra Liliana González que en esa época trabajaban desde la teoría y práctica de Emy Pickler con la herramienta de Pickler-Loczy. Esa manera de mirar y comprender la infancia genero una implosión en mi saber y abrió para mis compañerxs y para mí un nuevo campo de respeto profundo por los "Tiempos del desarrollo" de lxs niñxs y bebes.

Impregnada de la teoría de Emy Picker se realizo un convenio de capacitación con la Dirección de Maternidad e Infancia de Ministerio de Salud de la Nacion y Dirección de Maternidad e infancia de caba para capacitar en el Cesac 24 a referentes que trabajen en infancias de caba. Concurren a capacitar sobre desarrollo infantil Adriana García y Liliana González. Como estamos inmersos en contextos histórico – políticos cambiantes, se decide desde el Ministerio de Salud de Nación no seguir con esa política sanitaria de desarrollo infantil .Luego del primer año de curso se da de baja para cambiar por otro instrumento. No obstante nosotros continuamos el curso el segundo año con ambas profesionales.

Ahí, en esa capacitación nos encontramos con Pablo Bottini y Luisina Wies ambos psicomotricistas que venían a aprender esa mirada del desarrollo infantil de los bebes.

Dos años nos llevó mostrarles que la psicomotricidad en el 1er nivel de atención cambiaría la historia de muchos niñxs y familias. La sincronía hizo lo suyo también. Ellos estaban, al jubilarse el Dr Tallis , sin su co-equiper , dificultándosele el trabajo que allí realizaban.

Lo pensaron, repensaron y dieron un salto al vacío y se encontraron con el equipo del CeSAC que lxs recibió con los brazos abiertos. Esto ocurrió hace 5 años.

Salir de un Hospital y entrar a un centro de salud implicó para ellxs, lxs psicomotricistas, experimentar las herramientas básicas de la cajita de la Atención Primaria de la Salud (A.P.S.) que todos los que trabajamos en el 1er nivel vamos aprendiendo a lo largo de nuestra estadía. Todxs con esta experiencia sostenida en el tiempo nos fuimos transformando. El CeSAC siendo una máquina rizomática en donde cualquier punto puede conectarse con cualquier otro, el principio que nos rige es el de la conexión y la heterogeneidad. Nos define la conjunción (Y), resulto un medio facilitador.

En este micro-mundo del 1 er nivel se va entretejiendo el Dispositivo Estratégico de Psicomotricidad trabajando con la cajita de A.P.S.

Así el Dispositivo de Psicomotricidad es interdisciplinario siendo parte del mismo la kinesióloga y la fonoaudióloga del CeSAC.

Es intersectorial porque son parte del mismo lxs psicomotricistas de los Centros de Primera Infancia (C.P.I.) de nuestros barrios.

Es comunitario porque se dan talleres en jardines y C.P.I.'s y participaron con actividades en las Semanas de las Crianzas que el CeSAC por 7años organizo. El trabajo comunitario lanza al equipo a una red de relaciones más heterogéneas y complejas.

La visualización de redes en este entramado potencia la vincularidad con las escuelas, jardines y C.P.I.'s de nuestros barrios, encontrando todos los lunes por la mañana al equipo del dispositivo dispuesto al acogimiento de lxs docentes.

La educación permanente en salud que lxs compañerxs psicomotricistas junto a la kinesióloga y fonoaudióloga, abren las puertas para que rotantes de diferentes residencias e internado rotatorios del pregrado de medicina vayan empapándose tempranamente de este saber que mejora la calidad de vida de las infancias.

Que sean reconocidos dentro de la carrera profesional es el camino que estamos transitando hoy.

Marcela Viviana Corin

DISPOSITIVO ESTRATÉGICO DE PSICOMOTRICIDAD.
Calidad de vida en un grupo terapéutico.
Una mirada desde la clínica psicomotriz[1]

Verónica Amor, Pablo Bottini y Sofía Dellatorre

"Un ser que juega es más fácilmente adaptable a los contextos y a las condiciones cambiantes. El juego como improvisación libre agudiza nuestra capacidad de enfrentar un mundo en cambio".
Stephen Nachmanovitch

Introducción

La finalidad del siguiente escrito es compartir la experiencia de trabajo llevada a cabo con un grupo de niños asistentes al Dispositivo Estratégico de Psicomotricidad, que desarrolla su actividad en un Centro de Salud y Acción Comunitaria, dependiente del Ministerio de Salud del Gobierno de la Ciudad Autónoma de Buenos Aires.

Elegimos como metodología de trabajo el "grupo terapéutico", reuniendo en este encuadre a niños que presentan problemáticas disímiles, que se manifiestan de forma similar, y utilizando el juego corporal, técnica propia y específica de la práctica psicomotriz, que involucra al cuerpo, el contexto, el espacio, los objetos y los otros.

El objetivo es brindarles, a los integrantes del grupo, un espacio seguro y continente que favorezca la posibilidad de modificar comportamientos en sus contextos habituales de inserción y lograr así una adaptación crítica (Bottini, 2016) como respuesta a la realidad. Asimismo propiciar una mejora en la calidad de vida de cada uno de ellos y en sus familias. El concepto de calidad de vida nos ofrece un marco referencial para la

---

1   El presente escrito describe una experiencia llevada adelante gracias a la participación de diferentes actores del Centro de Salud y Acción Comunitaria N° 24 "Eva Perón", perteneciente al Ministerio de Salud del Gobierno de la Ciudad de Buenos Aires. Ellos son: Dra. Marcela Corín - Jefa del centro. Equipo de psicomotricistas: Coordinador del equipo de Psicomotricidad, supervisor, capacitador y observador participante: Prof. Lic. Pablo Bottini. Coordinadoras del grupo terapéutico: Lic. en Psicomotricidad Luisina Wies y Verónica Amor. Observadores no participantes: Lic. en Fonoaudiología Maricel Cristo; Lic. en Kinesiología, Adriana Curbelo; Lic. en Psicomotricidad: Sofía Dellatorre y Sebastián Buniva.

práctica en salud, es un medio para alcanzar la participación plena de las personas mejorando su vida. Por ende, nuestra finalidad es *"(…) capitalizar la riqueza del fenómeno grupal con el objeto de propiciar procesos de desarrollo más eficaces y diversos en los integrantes"* (Bottini, 2005: 7).

Para evitar un alto sesgo subjetivo, decidimos evaluar los resultados del proceso en marcha aplicando diferentes instrumentos en períodos determinados de tiempo.

Marco teórico

La Psicomotricidad, como expresa Bottini (2013), concibe a la persona como un sistema complejo y autoorganizado. Por esta razón, el paciente es abordado de manera global, ampliando el foco desde la persona hacia el contexto donde crece y se desarrolla, y desde el cuerpo hacia su manifestación y relación con el otro. Bajo este enfoque, lo que predomina es una lógica recursiva, donde el cuerpo, como sustrato material del comportamiento humano, se modifica en y por las acciones que desde él modifican al contexto en que se expresa, quien a su vez lo modifica.

Así, la noción de globalidad de la persona nos convoca a pensar a la persona en *"su condición bio-psico-socio-eco-cultural"* (Sassano y Bottini, 2010: 23).

Para contextualizar nuestro trabajo es necesario conocer la realidad del Centro de Salud donde se lleva a cabo esta experiencia.

El Centro de Salud está ubicado en el sur de la CABA, en Villa Soldati, en un Barrio denominado Barrio Ramón Carrillo, y su área de influencia comprende el citado barrio y Bo. Carrillo II, la Villa Nº 3 o Villa Fátima, Los Piletones y los asentamientos Los Pinos, Riestra y otros.

Las condiciones ambientales son en general precarias, aunque la urbanización ha mejorado en los últimos tiempos (por ej. En Villa Fátima); coexisten en la zona situaciones de extrema precariedad sobre todo en los asentamientos nuevos, que se presentan como verdaderos bolsones de pobreza, con condiciones de vida insalubres, falta de agua segura, inadecuada eliminación de excretas, hacinamiento, calles de tierra, basurales, presencia de animales compartiendo espacio con personas, etc.

Cada uno de estos barrios posee características propias de acuerdo a su origen y conformación. Lo común en ellos es: familias numerosas y ampliadas, viviendas inadecuadas por dimensión o por características materiales, saneamiento ambiental deficitario, problemas de escolaridad, etc. (Curbelo *et al.*, 2012).

El desarrollo psicomotor de estos niños obedece a diferentes circunstancias que lo condicionan, partiendo en muchos casos de sus afecciones físicas a las que se suman el contexto de desigualdad, la falta de oportunidades y la violencia explícita e implícita en los círculos en los que conviven, un factor condicionante en la adquisición de hábitos asertivos de respuesta.

Debido a esta compleja realidad es que nuestra labor como psicomotricistas en el seno del Centro no puede ser aislada ni solitaria, por el contrario, pertenecemos al Dispositivo Estratégico de Psicomotricidad, integrado por psicomotricistas, kinesióloga y fonoaudióloga, en relación permanente con el resto de los profesionales del centro de salud, específicamente con el Programa de Discapacidad, y con organizaciones escolares y barriales de la zona.

> Se construye así, el mismo equipo del dispositivo, en una red social de carácter interdisciplinario y complejo (...) Buscamos de esta manera, generar una reflexión conjunta, basada en el intercambio de saberes propios y específicos a cada profesional integrante del dispositivo. (Curbelo *et al.*, 2015: 11)

El Dispositivo nace en julio de 2013. En un inicio se dispuso para la atención de niños pequeños que padecen discapacidad, dado que en dicha población es donde se observa la mayor necesidad de cuidado. En la actualidad, la población atendida comprende la franja entre la niñez y la pubertad, y las demandas son por discapacidad como también por dificultades en las habilidades sociales y comportamentales.

En este sentido, el Dispositivo Estratégico en Psicomotricidad se convierte en un espacio de contención y acompañamiento para las familias.

Los objetivos generales que perseguimos en el dispositivo son:

- Relevar los aspectos particulares que hacen a la singularidad de cada niño y su familia.
- Brindar un espacio seguro para que el niño explore, ensaye y adquiera hábitos asertivos y eficaces de respuesta.
- Acompañar y mejorar las condiciones de vida cotidiana brindando orientaciones al niño y a su familia.
- Trabajar en una red social de carácter interdisciplinario y complejo, enriqueciendo las intervenciones de sus integrantes.

Objetivo de la investigación

- Evaluar la modificación en el comportamiento de los integrantes del grupo terapéutico instrumentado en el Dispositivo Estratégico de Psicomotricidad.

Material y métodos

Para la siguiente investigación se utilizaron los siguientes instrumentos y técnicas:

- Evaluación "Protocolo para el diagnóstico psicomotor" de la Asociación MUOVE.
- "Guía para la observación de los parámetros psicomotores" de Arnaiz Sanchez y Bolarín Martinez.
- Grupo Terapéutico fundamentado en los principios de Grupo Operativo de Pichon-Rivière.
- Juego corporal como técnica especifica de intervención en Psicomotricidad.

Descripción de los mismos:

- Evaluación "Protocolo para el diagnóstico psicomotor" de la Asociación MUOVE. Cuando ingresa a la consulta con el Dispositivo un niño mayor de cuatro años, se realiza una evaluación en base al *"Protocolo para el diagnóstico psicomotor"* de la Asociación MUOVE. Dentro del mismo se administran las siguientes pruebas y test:
- Entrevista inicial.
- Observación de actividad espontánea y/o del juego, establecido entre psicomotricista y el niño.
- Pruebas de coordinación dinámica general. Incluyen la marcha, carrera, salto, pruebas de coordinación de miembros inferiores y miembros superiores (movimientos combinados de los miembros), lanzar y recibir (con elementos adecuados según la edad y características de la persona), picar una pelota, patear una pelota (McClenaghan y Gallahue, 1983).
- Pruebas de coordinación dinámica manual. Se evalúa desligamiento digital que incluye tocar alternativamente con el pulgar todos los dedos de la misma mano, separación de los dedos, flexión de los dedos, tamborilleo, desmenuzamiento, ensartar cuentas en un hilo (Picq y Vayer, 1969).

- Pruebas de tono muscular: palpación de las masas musculares, tono del eje del cuerpo, tono axial o de los miembros y pruebas de extensibilidad (Bucher, 1976).
- Pruebas de sincinesias. Prueba de las marionetas (Bucher, 1976).
- Pruebas de espacio. Incluyen nombrar y señalar con relación a partes del cuerpo y objetos del ambiente, sin desplazamientos y con desplazamientos, nombrar y señalar con relación a partes del cuerpo y entre objetos del ambiente y por último espacio gráfico. En esta categoría se evalúa gráficamente la organización perceptiva a través del "Test gestáltico visomotor" de Lauretta Bender (1997), de la "Prueba gráfica de organización perceptiva" de Hilda Santucci (Zazzo, 1984), de la "Figura de Rey, test de copia de una figura compleja" de André Rey (1994) y del "Test de integración visomotriz (V.M.I.)" de Keith Berry y Natasha Berry (1967).
- Pruebas de lateralidad. Abarcan: extensibilidad de los miembros, inducción de sincinesias del lado contralateral, utilización de objetos, lateralidad ocular a través de sighting y catalejo y pruebas de lateralidad realizadas sin objetos (Bucher, 1976). Reconocimiento de D-I - Prueba de Piaget-Head (Zazzo, 1984).
- Conocimiento, uso y representación del cuerpo: Test de imitación de gestos de Bergés-Lenzine (1975), que incluye dibujo de figura humana (DFH), prueba de nominación de partes del cuerpo, cuerpo familiar y altura proyectada (Calmels, 1997).
- Pruebas de somatognosia. Incluye reconocimiento de partes del cuerpo y gnosias digitales (Da Fonseca, 1998).
- Prueba de escritura. A través de la escritura espontánea, dictado y copiado (Bucher, 1976).
- "Guía para la observación de los parámetros psicomotores" de Arnaíz Sánchez y Bolarín Martínez. Los niños son observados en su expresividad psicomotriz, por lo cual los aspectos cualitativos y relacionales se ponderan con la "Guía para la observación de los parámetros psicomotores" de las autoras antes citadas. Con este instrumento se analiza la "expresividad psicomotriz" del niño (Aucouturier, 1994) y su vinculación con el desarrollo motor, afectivo y cognitivo. Dicha guía nos ofrece parámetros para la observación y evaluación teniendo en cuenta el proceso y el desarrollo del niño, su movimiento y relación con el espacio, el tiempo, los objetos y los otros. Así, se realiza un registro capaz de proporcionar una valoración del niño como también su adecuado seguimiento. Finalizadas la evaluación y observación, y llegado a un diagnóstico presuntivo, se opta por el tratamiento a seguir que se considere más oportuno. Puede ser una terapia indivi-

dual, orientación a padres, derivación a otro profesional y/o grupo terapéutico.

• Grupo terapéutico fundamentado en los principios de grupo operativo de Pichon-Rivière.

La constitución de dicho grupo, supone nuclear pacientes con posibilidades de intercambio lúdico similar y un equipo de coordinación que, en el caso de nuestra experiencia, está conformado por dos coordinadoras, un observador participante y observadores no participantes.

Dadas las características específicas de los consultantes y su contexto habitual de desarrollo, vimos oportuno y pertinente implementar una dinámica grupal de tipo terapéutica, buscando optimizar recursos y capitalizar experiencias en pos del objetivo planteado.

Para abordar nocionalmente la temática del trabajo en grupo terapéutico, empezaremos por definir qué se entiende desde la psicología social argentina como grupo operativo. Es así que citamos a Pichon-Rivière (1988: 209):

> Un grupo es un conjunto restringido de personas que, ligadas entre sí por constantes de tiempo y espacio y articuladas por su mutua representación interna, se propone en forma explícita o implícita una tarea que constituye su finalidad, interactuando a través de complejos mecanismos de asunción y adjudicación de roles. (Pichon-Rivière, 1988: 209)

Pero el grupo no se encuentra aislado, cada uno de sus integrantes forman, a su vez, parte en otros grupos: familia, escuela, club, etc. Formando así, lo que Bottini, siguiendo a Schvrastein (1992) define como *"un 'Holón', o sea, un conjunto de partes que funciona como parte de un conjunto más amplio (un sistema entre sistemas y conformado por subsistemas personas a su vez)"* (Bottini, 2005: 2).

Un cambio en un integrante del grupo propicia la oportunidad de desarrollo de nuevas habilidades/capacidades, que se verán reflejadas en sus experiencias de inserción de vida cotidiana en los grupos en que ese integrante se halla inserto. Al mismo tiempo, favorecerá el cambio de comportamiento del resto de los integrantes del grupo terapéutico, ya que la variación en un elemento del grupo, concebido este como sistema, propiciará el cambio en el resto de los participantes (Simon *et al.*, 1998).

El grupo nos posibilita ensayar y construir nuevos cursos de acción, utilizando los recursos que cada persona posee, ampliando las soluciones eficaces que cada uno pone en marcha para afrontar las distintas dificultades planteadas, favoreciendo y potencializando nuestras competencias al aprehender con otros y de otros. Así, el grupo propicia en el niño la posibilidad de jugar otros roles, rompiendo con su estereotipo.

Cada integrante llega al grupo con su singularidad, trae sus experiencias, conocimientos, temores y representaciones internas de otros grupos de los cuales forma parte.

> Llevamos siempre a los grupos una imagen interna que cada uno tiene y que se ha ido conformando a lo largo de la vida familiar y social. Podemos llamar a esta representación "grupo interno". Cada grupo nuevo en que participamos y cada experiencia grupal intensa deja algún rastro que pasa a integrar esa representación que cada uno tiene y que a su vez se transfiere y modifica en otras experiencias futuras. (Souto, 1993: 105)

El grupo podrá consolidarse como tal en la medida que vayan logrando, sus integrantes, mutua representación interna, asumiendo la tarea de tomarse a sí mismos como espacio de construcción conjunta, para poder luego asumir la tarea explícita, aquello que habitualmente se da en llamar "motivo de consulta".

El coordinador de grupo

El coordinador de grupo facilita el proceso grupal, no manipula ni lidera, sino que guía dicho proceso creando condiciones que propician la producción y la creatividad (Jasiner, 2005).

Además, el coordinador es el que presenta el encuadre de trabajo y se ocupa por sostenerlo durante un tiempo, luego será el grupo quien se preocupe por mantener dicho encuadre.

Según García *et al.* (2008), el coordinador posee una actitud psicológica que le permite comprender al otro sin juzgar, trabajando así junto al grupo y no para ni por el grupo. Dicha actitud integra:

- Continencia del otro y de sí mismo.
- Distancia óptima.
- Estructura de demora.
- Posibilidad de formular hipótesis.

Así, el coordinador es capaz de ver los emergentes grupales (hechos producidos en el grupo) e intervenir a través de hipótesis, preguntas o silencios, haciendo fluir la comunicación y transformando lo implícito en explícito. De este modo, el psicomotricista que coordina el grupo tiene una triple tarea durante la sesión grupal:

- Centrar su mirada en el desarrollo psicomotor, el logro o mejora de una praxia específica en cada niño, así como los cambios que se manifiestan en sus modos habituales de comportamiento.
- Observar el acontecer grupal y sus emergentes para favorecer la fluidez de la comunicación, sosteniendo la puesta en común y delegación del manejo y cuidado de las pautas del encuadre.
- La autoobservación en su función de coordinador, como terapeuta en psicomotricidad grupal, reconociendo e identificando su necesidad de capacitación permanente y, en lo personal, los aspectos emocionales afectivos que el grupo moviliza en él. Así, reflexionar acerca de su accionar en la sesión transcurrida y focalizar en aciertos y obstáculos que se observan en el despliegue y desarrollo de su rol.

Técnica de "observador participante"

Al abordar el trabajo con grupo terapéutico, el Dispositivo Estratégico de Psicomotricidad realiza una coordinación de dos psicomotricistas con la participación de un "observador participante" (Jasiner, 2015), tercer integrante del equipo de coordinación, quien a su vez, por su condición de psicólogo social, es quien supervisa las acciones del devenir del proceso grupal.

Profundizando en esta técnica, podemos decir que el observador, en su condición de no participante, según Jasiner, observa en dos sentidos: al grupo de tareas en su encuadre y sus intervenciones, y a sí mismo; mira y es mirado, y escucha pero no es escuchado. Así, recopila datos relevantes del devenir grupal, diálogos, gestos, miradas, actitudes que luego, en un segundo momento, y junto a la coordinación, permitan establecer hipótesis sobre el desarrollo del grupo y su tarea.

Es fundamental que dicho observador pueda construir su lugar, indagando sobre los facilitadores y obstaculizadores que se relacionan con su rol y que pueda describir el cómo del grupo y no el por qué.

A su vez, en su condición de participante, el observador toma voz secundando la tarea prescripta del coordinador de grupo. De esta forma se maximiza la mediatización y vehiculiza la relación entre el coordinador y el grupo.

Tiempos de la dinámica del grupo operativo

La dinámica del trabajo del grupo presenta tres tiempos. El primero es el de la sesión de juego propiamente dicho (detallado más adelante). El segundo es un breve intercambio inmediato pos sesión entre los integrantes del equipo perteneciente al dispositivo (coordinadoras, observador participante y observadores no participantes) y un registro escrito de lo relevante. Por último, el tercer tiempo es la realización de reuniones de equipo mensuales donde se releen los registros escritos, se observa el material audiovisual (si lo hay) y se refuerzan las estrategias de intervención.

El juego corporal

La Psicomotricidad utiliza una técnica propia y específica de intervención: el juego corporal que involucra el cuerpo, como así también el contexto, el tiempo, el espacio, los objetos y los otros.

> No hay juego que no sea corporal (...) el cuerpo se construye en el espacio lúdico fundado en las relaciones tempranas de la persona, a la vez que el juego siempre remite al cuerpo, quien al ponerse en juego, se construye a sí mismo en permanente interacción con los otros. (Bottini, 2008: 159)

Partimos de la concepción del juego corporal como juego libre, espontáneo y creativo, que posibilita al niño manifestarse, aprender, desplegar su imaginación y creatividad, en interacción con los otros y con los objetos, descubriendo así su propia modalidad de jugar, en un espacio de aceptación y reconocimiento, brindándole seguridad y confianza para desarrollar al máximo sus potencialidades.

Este tipo de juego propicia la posibilidad de la imitación de un comportamiento, de una estrategia de resolución de conflicto, de una modalidad de acción, dando así la posibilidad del conocimiento del otro y el desarrollo de habilidades sociales asertivas.

Según Tallis (2012), la imitación se relaciona con la empatía, ambas dependen del proceso de representación interna de uno mismo en relación con otros, jugando así un rol fundamental en la intersubjetividad. A su vez, el autor relaciona imitación y empatía con el sistema de las neuronas espejo. Dichas neuronas se activan frente a la percepción de una acción, realizada por otro, de la misma manera que si dicha acción fuese realizada por el observador. "*Esto indica que* 'las neuronas espejo codifican los actos que realizan otras personas de una manera bastante compleja, multimodal y abstracta'" (Iacoboni, 2009, citado por Tallis, 2012: 14. Cursivas en el original).

> Según la teoría motora de la empatía, un individuo reconoce las emociones de otro, habitualmente expresadas por gestos corporales y/o faciales, mediante la representación interna de dichas emociones y mediante la imitación. De este modo, empatizamos con otros porque existe un me-

canismo según el cual la representación de la acción modula la actividad emocional y proporciona una base funcional esencial para la empatía. (Tallis, 2012: 29)

Cuando un niño juega y observa a otro jugar, proyecta en él su propia representación motora, cognitiva y emocional de lo que está observando, por consiguiente comprende la conducta ajena y activa en sí mismo circuitos neuronales que favorecen la réplica de las acciones observadas en el juego.

A raíz de esto, es que podemos hablar de simulación corporizada:

La concepción de una simulación corporizada (Gallese, 2006) implica que ésta es automática, inconsciente y no inferencial; hay una activación simultánea, vía sistemas de neuronas espejo, entre el individuo que observa y el que actúa, que lleva a compartir acciones, emociones, sensaciones e intenciones, siendo la base de la comprensión de otras mentes (Tallis, 2012: 56).

La concepción de simulación corporizada y la posibilidad de empatizar, gracias a las neuronas espejo, brinda a la persona la capacidad de experimentar y probar otros canales de acción y modificar así su "marcador somático" (Damasio, 2001) que es un: *cambio corporal, que refleja un estado emocional, ya sea positivo o negativo, que puede influir en las decisiones tomadas en un momento determinado. (…) facilita y agiliza la toma de decisiones, especialmente en la conducta social…"* (Cervino, 2013: 26).

Consideramos al espacio del grupo terapéutico como un espacio social por excelencia en el que se da la riqueza del interjuego de roles, encarnados por los participantes y, a su vez, modulados en su expresión por la mediación de los coordinadores. Este propiciará una modificación en las redes de neuronas espejo (Cervino, 2017) de los integrantes del grupo. Esta modificación en el comportamiento, reflejo de la potencial modificación en las redes neuronales en que se funda su expresión, tenderá a estabilizar nuevas modalidades comportamentales, favoreciendo un cambio de expresión en los contextos habituales de inserción de los niños, generando una potencial modificación en su calidad de vida cotidiana.

Esta secuencia, recién descripta, es posible gracias a que la actitud corporal de los integrantes del grupo, entendida esta como la *"…manifestación observable desde el exterior que (aún) en ausencia de un desplazamiento o de un movimiento traiciona las disposiciones o las intenciones del sujeto hacia el medio (medio de los objetos y medio social) y traduce un determinado nivel de vigilancia favorable a una acción eventual"* (Le Boluch,

1978: 48, citado por Danderfer y Montenegro, 2012: 28. La aclaración es nuestra), posibilita la circulación de la empatía entre los participantes.

Es así como, en las sucesivas sesiones, en los encuentros y desencuentros que mediante el juego corporal se irán generando, los niños podrán ir ensayando nuevas modalidades de acción, viendo reflejados sus efectos en el acontecer grupal. Esta dinámica se da mediante la percepción de la actitud corporal de los demás, generando así microexperiencias sociales positivas que permitirán modificar su marcador somático (Damasio, 2001), lo que propicia un cambio comportamental en futuras participaciones lúdicas y de carácter social en general.

Podemos concluir este apartado citando nuevamente a Pichon-Rivière, quien expresa:

> En la medida en que un grupo operativo, que se propone como tarea explícita la curación de sus integrantes, se centra en la ruptura de los estereotipos de la comunicación y de los mecanismos de adjudicación de y asunción de roles, se permite a los pacientes una modificación de sus vínculos internos y externos. Esta operación correctora hará posible un abordaje más plástico de la realidad, una conducta adaptativa creadora, con capacidad de planificación y proyecto personal (...). (Pichon-Rivière, 1981: 125)

Resultados: impacto de las acciones

Relataremos a continuación nuestra experiencia en un grupo terapéutico en Psicomotricidad.

El grupo, organizado por el dispositivo, comienza su actividad en junio de 2015 con tres niños sumándose otro integrante cerca de fin de ese año. Está coordinado por dos psicomotricistas, con la participación en el equipo de coordinación de un observador participante (Jasiner, 2015).

La frecuencia de las sesiones es semanal y, hasta el momento, el grupo lleva más de sesenta encuentros realizados.

El criterio de agrupabilidad implementado para la creación del grupo fue la franja etaria (niños de 8 a 11 años), las problemáticas de expresión similar de los integrantes, a saber: dificultades escolares, tanto pedagógicas como de comportamiento, y las potencialidades y limitaciones de cada uno, que nutren en sus diferencias al funcionamiento grupal, sustentado éste en las potencialidades de intercambio lúdico de los niños.

Previamente, todos los niños han sido evaluados en forma individual en base al *"Protocolo para el diagnóstico psicomotor"* de la Asociación MOUVE. En concordancia con lo que de la aplicación de dicho protocolo se pudo evaluar, daremos una rápida caracterización de la situación de los integrantes del grupo al momento de iniciar las acciones terapéuticas.

— G. —

- Motivo de consulta: dificultades en las praxias finas.
- Tratamientos a los que concurre al momento de la evaluación: fonoaudiología y psicología.
- Edad a la fecha de evaluación: 7 años y 5 meses.
- Evaluación: Coordinaciones dinámicas generales, presenta patrones correspondientes a su edad cronológica. No se han observado signos de alteraciones a nivel motor o de base práxica. Se observan pequeños desbordes de su actividad motriz, generando mayores movimientos de lo esperado.

  Evidencia un adecuado nivel de comprensión ante las consignas. A nivel expresivo verbal manifiesta un rico discurso, pudiendo comunicar y expresar lo que quiere.

  Presenta lateralidad homogénea zurda.

  En la prueba de marionetas (diadococinesias), se observan movimientos continuos con sacudidas del codo. Al reforzarle la consigna del no despegue de los codos, el niño logra un movimiento más armónico. Presenta sincinesias de difusión tónica orofaciales y manuales, esperables para su edad cronológica.

  Las características del dibujo de figura humana (DFH) responden a los ítems madurativos de un niño de su edad.

  En el Test de Imitación de Gestos presenta un nivel de respuestas apropiadas a su edad cronológica.

  Evidencia una adecuada representación de su esquema e imagen corporal.

  Buen conocimiento del espacio gráfico.

  En el test que evalúa la integración visomotriz (VMI), el niño se encuentra por debajo del resultado esperado para su edad cronológica en los tres aspectos (integral, visual y motriz).
- Conclusión diagnóstica: *"Dificultad en la capacidad atencional e impulsividad. Necesidad de estrategias relacionales que le permitan conquistar la habilidad de liberar su impulso de manera eficaz".*
- Desempeño en el grupo: su comportamiento condice con lo expresado en la evaluación. Interrumpe al otro con la palabra y con el cuerpo, en el juego busca el límite, lo desvía, intenta ser él siempre el que propone la actividad. Habitualmente su comportamiento es el de liderazgo.

— A. —

- Motivo de consulta: dificultades escolares, juego rudimentario, comportamiento motor inestable. Fue derivado por la escuela, ya que es la maestra quien se acerca al Centro de Salud y pide la consulta con fonoaudiología. Luego es derivado al Dispositivo de Psicomotricidad.
- Tratamientos al momento de la evaluación: no tiene.
- Edad a la fecha de evaluación: 7 años, 5 meses.
- Evaluación: En lo relativo a las Praxias Globales presenta patrones correspondientes a su edad cronológica, muestra buenos desplazamientos generales y un buen manejo del cuerpo; sin embargo se observa dificultad en la recepción de pelota con miembros inferiores y desorganización postural en el salto.

  En el área del lenguaje, se limita a responder con frases cortas, revelando pobreza en el mismo.

  Se encuentra en proceso de construcción de la lateralidad. Con respecto a miembros inferiores, hay predominio de uso izquierdo. Se observa contradicción entre la mano de uso (derecha) y ojo (izquierdo), denotándose lateralidad cruzada.

  En el Test de Imitación de Gestos, se observa que construye con más facilidad con miembro superior derecho, teniendo menos incorporada la mano izquierda; sin embargo, se ha observado en la ejecución de gestos más complejos construir primero con izquierda, denotando una vez más que su lateralidad no está aún totalmente afianzada.

  En esta última prueba, presenta un nivel de respuestas por debajo a su edad cronológica, llegando a una media para los 5 años. Es de destacar que en la ejecución de gestos complejos se observaron sincinesias de imitación contralateral, como también descargas tónicas de miembros superiores y conservación de actitud. En las pruebas de diadococinesias se repiten estas sincinesias.

  En las pruebas de exploración de las nociones espaciales, tanto en relación con su propio cuerpo y los objetos como en espacio gráfico, A. se encuentra en un nivel descendido, reconociendo sólo arriba-abajo, cerca y atrás.

  En la ejecución del dibujo de figura humana (DFH) presenta un nivel descendido.

  En el test que evalúa la integración visomotriz (VMI), el niño se encuentra por debajo del resultado esperado para su edad cronológica en los tres aspectos (integral, visual y motriz).

- Conclusión diagnóstica: *"Descenso en todas las aéreas del desarrollo psicomotor y trastornos del lenguaje"*.

- Desempeño en el grupo: A. mostraba siempre la misma actitud en todas las sesiones. Estaba al margen observando la situación, tendía a retirase de la escena en una actitud más observadora y menos participativa, se sumaba a las propuestas de juego de los demás y proponía muy poco. Frente al juego competitivo, se manifestaba pasivo, falto de estrategias, sin mostrar molestia de perder ni salir último, sin reaccionar cuando los otros integrantes del grupo se lo hacían notar.

— F. —

- Motivo de consulta: necesidad de desplazamiento constante y permanentes esfuerzos de autocontrol corporal. Tics oculares y orofaciales.
- Tratamientos a los cuales concurre al momento de la evaluación: psiquiatría, fonoaudiología y neurología.
- Edad a la fecha de la evaluación: 9 años y 7 meses.
- Evaluación: Presenta conducta de anticipación a las órdenes verbales y cierta ansiedad que lo hace apresurar a ejecutar sin escuchar la consigna completa. Muestra baja tolerancia a la frustración, que manifiesta con expresiones de decepción.

  Se observan tics fónicos, motores orofaciales, oculares y de miembros superiores que se profundizan a medida que avanza la toma de pruebas y aún en estado de concentración.

  En praxias globales presenta patrones descendidos a su edad cronológica. Se fatiga luego de estas pruebas. En todas se observa la falta de disociación segmentaria.

  Muestra sincinesias de imitación contralaterales y de difusión tónica en las pruebas de lanzamiento y pateo de pelota.

  En relación con el lenguaje comprensivo verbal, parece tener un adecuado nivel de comprensión, aunque a veces necesita refuerzo de consignas de parte del terapeuta. A nivel expresivo verbal manifiesta un discurso pobre, comunicando con frases cortas, responde a preguntas con monosílabos.

  Presenta lateralidad diestra homogénea.

  En la prueba de marionetas (diadococinesias), se observan movimientos continuos con sacudidas de la muñeca. Acentúa los tics fónicos y orofaciales. Presenta sincinesias de imitación contralateral en MMSS y de difusión tónica en boca y mano.

  En el Test de Imitación de Gestos, presenta un nivel de respuestas descendidas respecto su edad cronológica. En dicha prueba se observan tics oculares y orofaciales bien marcados.

  En todas las pruebas que requieren sentarse, su postura es cambiante, denotando rasgos de inquietud.

En el test que evalúa la integración visomotriz (VMI), el niño se encuentra por debajo del resultado esperado para su edad cronológica en los tres aspectos.

- Conclusión diagnostica: *"Rasgos de inquietud, presenta tics fónicos, motores, orofaciales y oculares e importantes presencia de sincinesias en miembros superiores. Signos compatibles con dislexia. Dificultades lingüísticas con prevalencia expresiva y manifestaciones de disfluencia. Marcado descenso en su rendimiento gráfico".*

- Desempeño en el grupo: manifiesta un comportamiento lúdico poco frecuente, estableciendo normas que no acuerda con el resto y que suele generar discrepancias con el juego de los demás, lo cual termina en una interrupción de la fluidez propia del jugar del resto de sus compañeros.

A diferencia de la evaluación psicomotriz, en las sesiones del grupo no se muestra como un niño impulsivo y sus tics disminuyen en el juego.

— D. —

- Motivo de consulta: trastorno del lenguaje. El jardín lo deriva a la fonoaudióloga y esta profesional al equipo de Psicomotricidad. Como dato relevante de su historia familiar, se destacan los hechos de violencia intrafamiliar, con acento en la violencia de género.
- Tratamiento a los que concurre: fonoaudiología.
- Edad a la fecha de evaluación: 5 años.
- Evaluación: Coordinaciones dinámicas generales acordes a la edad cronológica. Presenta fallas en la precisión de algunos movimientos, lo que puede deberse a la falta de experiencia motriz. Muestra signos de movimientos parásitos tales como paratonias y sincinesias. Presenta dificultades en la ejecución de las praxias finas.

En relación con el lenguaje, evidencia déficit lingüístico general, siendo más evidente a nivel expresivo verbal.

Utiliza mano izquierda con pinza rudimentaria en las pruebas de dibujo y escritura. En ocasiones comienza escribiendo con la mano izquierda y al llegar a la mitad de la hoja cambia el lápiz de mano y continúa.

Se encuentra en proceso de construcción y afianzamiento de la lateralidad.

En la ejecución del dibujo de figura humana (DFH) consigue un nivel esperable para su edad.

En el Test de Imitación de Gestos, presenta un nivel de respuestas adecuadas a su edad cronológica.

En el test que evalúa la integración visomotriz (VMI), se encuentra por encima del resultado esperado para su edad cronológica en el aspecto integral, mientras que evidencia un rendimiento por debajo del resultado esperado para su edad cronológica en los aspectos motriz y visual.

- Conclusión diagnóstica: "*Presenta retraso en el desarrollo psicomotor, y dificultad en respuesta a la orden verbal, siendo el área del lenguaje notoriamente afectada. Se muestra en su comportamiento como un niño con signos que corresponden a la inhibición psicomotriz*".
- Desempeño en el grupo: a su ingreso, paradójicamente, no se muestra como un niño inhibido. Busca permanentemente alianzas con los otros chicos, generalmente con G. Su juego es violento e impulsivo, le cuesta dejar de jugar cuando termina la sesión.

Modalidad de trabajo

La sesión del grupo consta de tres momentos:
- Ronda de inicio: se colocan siempre tantas sillas como integrantes tenga el grupo, aunque esté ausente alguno. El lugar vacío representa su "presencia en su ausencia". Se conversa en ese momento de lo sucedido en la semana y de las repercusiones que pudieran haber quedado de la última sesión. Luego se elige el juego a realizar. El grupo decide por sí solo a qué jugará. Si la decisión no fuera homogénea, se charla con los integrantes del grupo acerca de cómo resolver la situación planteada, llegándose a dar "juegos en paralelo" si esa es la solución decidida por los niños.
- Desarrollo: Es el momento del juego propiamente dicho, generalmente seleccionan:
  - Juegos de reglas: como el mini futbol, carrera de autos;
  - Juegos de construcción con bloques;
  - Juegos de ficción con muñecos y plaza blanda;
  - Juegos motores / de lucha con plaza blanda, con flotador de goma espuma...
- El cierre: A veces se recurre al dibujo y se conversa a partir del mismo. En otras oportunidades se realiza un descanso con tintes de relajación guiada. Por último, se conforma una ronda de sillas para disponerse a la charla, pues cada uno de los integrantes está habilitado a expresar lo vivido y sentido en la sesión.

Por otro lado, se trabaja con las familias que traen a los niños a la sesión, con relevamiento de datos y entrevistas de actualización, gracias a las cuales disipamos dudas o temores que ellos consultan, como también indagamos sobre aquellos comportamientos novedosos que observamos de los niños en la sesión.

Es importante también, según de Ocampo y García Arzeno (1987), estimar la capacidad de los padres de elaboración de la situación diagnóstica actual y potencial y ser capaces de apreciar si colaboran en el cambio y en la mejora de la calidad de vida que sus hijos necesitan.

Son los padres los máximos referentes de sus hijos, ellos comparten la mayor parte del tiempo y dan su punto de vista sobre lo que necesitan o no y qué les pasa a éstos en la casa, en la escuela, etc. En la realidad en que desarrollamos nuestra tarea, esto incluye a la red social (Dabas, 1998) en la que el niño se encuentra inserto, pues muchas veces están a cuidado de familiares o vecinos. En nuestro enfoque de trabajo, es fundamental contar con las familias y su entorno, ya que la continuidad del tratamiento y el avance en los niños depende del favorecimiento y de la aceptación de los cambios que los niños vayan manifestando.

La modalidad de trabajo del dispositivo también cuenta con una instancia de capacitación en servicio, que se realiza en forma mensual con todos los integrantes del mismo, con el propósito de acrecentar su conocimiento nocional mediante el rastreo y el compartir de material teórico específico de la psicología social, de la Psicomotricidad en lo grupal y de lo psicomotor en general, sin dejar de tener en cuenta los aportes de otros campos nocionales que confluyen en la comprensión de su quehacer.

La mejora de la calidad de vida de los integrantes del grupo

El grupo terapéutico, como modo de intervención, presupone la lógica intrínseca de lograr el cambio positivo, favorecedor, crítico, tanto en el niño como en sus familias y los profesionales, sean estos del campo de la salud como de la educación, permitiendo la capitalización de los recursos reales o potenciales que pueden propiciar una mejor calidad de vida y que logre des-focalizarlos de su lugar de niños problemáticos, mejorando sus condiciones cotidianas de existencia, o sea, mejorando su calidad de vida.

Entendemos por calidad de vida *"al conjunto de condiciones que contribuyen a hacer agradable y valiosa la vida o al grado de felicidad o satisfacción disfrutado por un individuo, especialmente en relación con la salud y sus dominios"* (Fernández López, 2010: 3).

Para valorar la mejora en la calidad de vida de los integrantes del grupo recurrimos a "Clasificación internacional del funcionamiento de discapacidad y la salud" (C.I.F.), detallada en la *Revista Española de Salud Pública* (2010), la cual propone tres dominios basados en una perspectiva biopsicosociológica que contribuyen a un mejor entendimiento de la calidad de vida. Estos son: los propios de la salud (intrínseca a la persona, física y psíquica), los relacionados con la salud (extrínsecos a la persona, trabajo, educación, actividad social) y los no relacionados con la salud (bienes vitales, autonomía y la integridad que representan un ideal de vida).

Teniendo en cuenta dichos dominios, la conducta de los niños en el grupo y las referencias de los adultos que conviven con ellos (familia, docentes, otros profesionales) podemos analizar la modificación en la calidad de vida de cada integrante del grupo luego de estos dos años de trabajo.

Podemos entonces afirmar que:

G. toma conciencia de su problemática, por lo cual modifica su comportamiento con el entorno (escuela, familia).

Esto se refleja en su comportamiento en el grupo al respetar su turno, la palabra del otro, aceptar juegos propuestos por sus compañeros y mediar entre ellos. Su madre refiere que desde que G. comenzó con el grupo no la citan más del colegio por la desatención y los problemas de conducta.

A. puede proponer juegos y sostener esa decisión ante sus compañeros, adquiere capacidad organizativa y logra una participación más activa en el grupo, incluso desde la palabra.

A su vez, las dificultades escolares y de lenguaje de A. no eran percibidas por su madre (recordemos que fue la maestra la que se acercó a pedir un turno para el niño). Luego de una actividad compartida entre padres y niños, la madre de A. puede tomar conciencia de los problemas de su hijo y comienza a accionar, ayudada por el equipo de Psicomotricidad, en las interconsultas pertinentes con pediatría y neurología, logrando por último la tramitación del certificado de discapacidad. También, mamá e hijo son capaces de aceptar un cambio en la escolaridad (de escuela común a escuela de recuperación) reconociendo que, de esta manera, se favorecen los aprendizajes.

F. inicia una serie de estudios médicos que revelan que el niño padece síndrome de Arnold Chiari tipo I. En el transcurrir de las sesiones, F. puede poner en palabras, tanto en la terapia como en la escuela, su malestar físico y los miedos que rondan en torno a dicho padecer verbalizando los mismos en relación con una posible intervención quirúrgica, anunciada al niño por su médico neurólogo.

Puede consensuar previamente con el grupo las reglas de los juegos, haciendo posible la mejora en la fluidez en su participación en los juegos grupales, verbalizando sus molestias, en lugar de retrayéndose en la actividad del grupo.

A su vez, el equipo de Psicomotricidad, en contacto con la escuela intercambia información sobre el comportamiento de F. dentro de cada contexto, valorando el esfuerzo del niño de poner en palabras su malestar y manejar sus enojos también en ese contexto.

D. capitaliza la dinámica de grupo en su modo comportamental y, al extinguirse los factores exógenos de su entorno ya que su padre decide regresar a su país de origen, regulariza su comportamiento violento e impulsivo, adaptándose al grupo y sus normas, respetando los tiempos de espera y tolerando el cierre de cada sesión. Se evalúa la oportunidad de su alta terapéutica.

Conclusión y discusión

Como psicomotricistas, en un grupo interdisciplinario terapéutico tenemos el compromiso de abordar a la persona desde una mirada global, es decir que nuestro foco está puesto tanto en la persona como en el contexto en el cual se desarrolla la misma, con el objetivo de propiciar la "adaptación crítica" del niño en todos sus ámbitos de inserción.

Tomando en cuenta la CIF, centramos nuestro accionar en la mejora de la calidad de vida y sus dominios.

> (...) los grupos operativos tienen su actividad centrada en la movilización de estructuras estereotipadas, dificultades de aprendizaje y comunicación provocadas por el monto de ansiedad que despierta todo cambio. (Pichon-Rivière, 1988: 86)

Es por ello que la modalidad de grupo terapéutico, a través del juego corporal, permite a sus integrantes conquistar, progresivamente, la tolerancia a la frustración, cooperar entre sus miembros y valorar las capacidades de cada uno, proponiendo nuevas modalidades de acción, de resolución de conflictos y buscando así resolver el monto de ansiedad de los integrantes del grupo. Logrado esto, cada niño podrá correrse del papel que el entorno les impone (por ejemplo, de niños problemáticos, de niños pasivos, de niños con dificultades de control de movimiento y comportamiento…), que le resulta disfuncional en la actualidad, propiciando una mejora en su calidad de vida en ellos y sus familias.

Lo anteriormente descripto se fundamenta en la posibilidad del rediseño y modificación de la vivencia corporal anclada en su marcador somático (Damasio, 2001), como un nuevo registro y disposición actitudinal positiva, generando experiencias perdurables en la manifestación comportamental de los pacientes en sus contextos habituales de inserción.

Por último, somos capaces de afirmar, por los resultados observados en los integrantes del grupo, sumado a los intercambios realizados en sus contextos de inserción (familia-escuela), que estamos alcanzando los objetivos propuestos.

Referencias bibliográficas

Arnaíz Sánchez, P. y Bolarín Martínez, M.J. (2000). Guía para la observación de los parámetros psicomotores. *Revista Interuniversitaria de Formación del Profesorado*, 37, 63-85.

Asociación MUOVE (2013). *Protocolo para el diagnóstico psicomotor*. Paper inédito.

Aucouturier, B. (1994). *La intervencio en la diversitat*. Ponencia presentada en las XI Jornadas de Practica Psicomoriu 11,12, 13 de Marc. Escola Municipal d´expresió i Psicomotricitat.

Bender, L. (1997). *Test guestáltico visomotor (B.G.)*. Barcelona: Paidós.

Berges, J. y Leine, I. (1975). *Test de imitación de gestos*. Barcelona: Toray-Masson.

Berry, K. y Berry, N. (1967). *Test de integración visomotriz*. México-Bogotá: Manual Moderno.

Bottini, P. (2005). *Dinámica de grupos. Aproximaciones práctico-conceptuales*. Universidad Iberoamericana, sede León, México. Diplomado Psicomotricidad II: Procesos avanzados de intervención. Paper inédito.

Bottini, P. (2008). El juego corporal: soporte técnico-conceptual para la práctica psicomotriz en el ámbito educativo. *Revista Interuniversitaria de Formación del Profesorado*, 62, 155-163.

Bottini, P. (2013). Todos los cuerpos el cuerpo. Consideraciones críticas acerca de la acepción de cuerpo como fundamento para las prácticas corporales y psicomotrices. En P. Bottini (comp.), *Las prácticas y los conceptos del cuerpo*. Buenos Aires: Miño y Dávila editores.

Bottini, P. (2016). Psicomotricidad y aprendizajes enactivos. La psicomotricidad y

el ámbito educativo. Una relación en permanente tensión. En IIº Congreso Internacional de Psicomotricidad: *"Revalorando el desarrollo humano a través del cuerpo y el movimiento"*. Asociación Peruana de Terapia Psicomotriz y Asociación de Tecnólogos Médicos del Perú. Lima, Perú.

Bucher, H. (1976). *Estudio de la personalidad del niño a través de la exploración psicomotriz*. Barcelona: Toray-Masson.

Calmels, D. (1997). Del examen motor al psicomotor. Hacia una semiología del gesto. *Revista Reuniones Clínicas en Psicomotricidad*, 11-22.

Cervino, C. (2013). Cerebro, libertad y determinación. *Revista de la Facultad de Filosofía, Ciencias de la Educación y Humanidades*, 19/20, 13-31.

Cervino, C. (2017). *Neurociencia: cerebro, mente y conducta. Tomo II. Bases Neurobiológicas de la Mente y la Conducta*. Buenos Aires: Ediciones Praia.

Curbelo, A., Corín, M., De Vicenzo, N., De Simone, V. *et al*. (2012). Abordaje de la discapacidad en un centro de salud. En *2º Congreso Argentino de Discapacidad en Pediatría*. Sociedad Argentina de Pediatría. Buenos Aires, Argentina.

Curbelo, A. *et al*. (2015). Aportes a la calidad de vida para niños con discapacidad y sus familias en un contexto de vulnerabilidad socioeconómica desde una concepción compleja. *Jornadas Nacionales de Discapacidad en Pediatría*. Sociedad Argentina de Pediatría. Buenos Aires, Argentina.

Dabas, E. (1998). *Redes sociales, familia y escuela*. Buenos Aires: Paidós.

Da Fonseca, V. (1998). *Manual de observación psicomotriz.* Barcelona: INDE.

Dandefer, R. y Montenegro, A. (2012). *Breviario. Reseñas, ideas y conceptos de la psicomotricidad.* Córdoba: Brujas.

Damasio, A. (2001). *El error de Descartes. La razón, la emoción y el cerebro humano.* Barcelona: Crítica.

De Ocampo, M. y García Arzeno, M. (1987). La entrevista inicial. Caracterización. Objetivos. Dinámica de esta entrevista. En *Las técnicas proyectivas y el proceso psicodiagnóstico. Tomo I.* Buenos Aires: Nueva Visión.

García, D. et al. (2008). *El trabajo con grupos. Aportes teóricos e instrumentales.* Buenos Aires: Espacio.

Jasiner, G. (2005). Grupos centrados en una tarea. Ponencia presentada en el Curso de capacitación docente "Educación por el arte", el 25 de febrero. En Instituto Vocacional de Arte, Buenos Aires.

Mc Clenaghan, B. y Gallahue, D. (1983). *Movimientos fundamentales. Su desarrollo y rehabilitación.* Buenos Aires: Panamericana.

Picq, L. y Vayer, P. (1969). *Educación psicomotriz y retraso mental.* Barcelona: Científico-Médica.

Pichon-Rivière, E. (1981). Grupos operativos y enfermedad única. En *El proceso grupal. Del psicoanálisis a la psicología social.* Buenos Aires: Nueva Visión.

Pichon-Rivière, E. (1988). *El proceso grupal. Del psicoanálisis a la psicología social.* Buenos Aires: Nueva Visión.

Rey, A. (1994). *Figura de Rey. Test de Copia de una Figura Compleja.* Madrid: TEA.

Santucci, H. (1984). Prueba gráfica de organización perceptiva para niños de cuatro a seis años (copia de las formas geométricas). En R. Zazzo, *Manual para el examen psicológico del niño.* Madrid: Fundamentos.

Sassano, M. y Bottini, P. (2010). Apuntes para una historia de la Psicomotricidad. En P. Bottini (comp.), *Psicomotricidad: prácticas y conceptos.* Madrid: Miño y Dávila editores.

Simon, F.B., Stierlin, H. y Wynne, L.C. (1998). *Vocabulario de terapia familiar.* Buenos Aires: Gedisa.

Souto, M. (1993). *Hacia una didáctica de lo grupal.* Buenos Aires: Miño y Dávila editores.

Schvrastein, L. (1992). *Psicología social de las organizaciones.* Buenos Aires: Paidós.

Tallis, J. (2012). *Los trastornos del espectro autista. Aportes convergentes.* Buenos Aires: Miño y Dávila editores.

Zazzo, R. (1963). *Manual para el examen psicológico del niño.* Buenos Aires: Kapelusz.

Fuentes electrónicas

Fernandez Lopez, J. y col. (2010). Los conceptos de calidad de vida, salud y bienestar analizados desde la perspectiva de la clasificación internacional del funcionamiento (CIF). Madrid: Revista Española de Salud Pública. En: [http://scielo.isciii.es/scielo.php?script=sci_arttextHYPERLINK "http://scielo.isciii.es/scielo.php?script=sci_arttext&pid=S1135-57272010000200005"& HYPERLINK "http://scielo.isciii.es/scielo.php?script=sci_arttext&pid=S1135-57272010000200005"pid=S1135-57272010000200005]. Consultado el 16/08/2017.

Jasiner, C. et al. (2015). Formación del observador. Ficha de Ediciones Cinco. En: [http://milnovecientossesentayocho.blogspot.com.ar/2015/02/formacion-del-observador-clara-jasiner.html]. Consultado el 17/1/2018.

CAPÍTULO 8
COMENTARIO DE APERTURA

Como quien da inicio a una ceremonia les doy la bienvenida y los invito a recorrer el escrito de María Alejandra sabiendo que se transformará en una experiencia formativa que generará repercusiones más allá de su lectura, debido a que ha logrado plasmar su recorrido como referente de un proyecto de Intervención Psicomotriz Educativa pionero en la ciudad de Rosario (provincia de Santa Fe, Argentina) y lo ha nutrido con una amplia profundización teórica.

El desarrollo del texto nos permite adentrarnos en su espacio/tiempo de trabajo encuadrado en la modalidad de *Taller*, conocer su posicionamiento como referente, así como también las características que identifican dicho proyecto y por las cuales es reconocido en la dinámica institucional.

El artículo expresa con claridad los conceptos eje que orientan su propuesta: *El niño como agente enactivo, la persona como una trama compleja, el juego corporal, el jugar en la escuela* y el valor del *ambiente enriquecido*. La síntesis y coherencia alcanzadas es producto de una incansable búsqueda de fundamentos teóricos, metodológicos y de un compromiso con la formación continua.

Las ideas desarrolladas en función a la dinámica y contenido del jugar que se promueve en la sala de Intervención Psicomotriz Educativa en tanto *juego libre, espontáneo o emergente*, permite a los lectores ubicarse con mayor determinación considerando las acciones llevadas a cabo por el psicomotricista en la planeación y diseño del espacio; adentrarse en las intervenciones e interacciones que sostendrá en el desarrollo de la propuesta e identificar y valorar la actividad reconstructiva, ya que será éste quien recupere lo acontecido, relevando lo vivido en contexto y orientando sus objetivos en consecuencia.

La autora reconfigura su experiencia logrando transmitir *"la atmósfera lúdico corporal predominante"* capturando las voces, las escenas, las producciones y los postulados brindados por los niños y las niñas de una forma sensible y oportuna posibilitando una retroalimentación entre teoría y práctica.

Como parte del análisis del proyecto señala el valor agregado que conlleva la sinergia alcanzada entre los referentes adultos (psicomotricista-docente) para que lo que los niños y las niñas logran tramitar en la dinámica del *Taller de Juegos* se capitalice como insumo para los diferentes procesos que sostienen en su trayectoria escolar. *"La experiencia nos dice que el hacer implicado a los adultos en sintonía entre sí y con los niños es directamente proporcional al alcance de las metas".*

Como corolario nos encontramos con una narrativa realizada por una de las docentes que participa del espacio, quien desde su mirada es capaz de dar cuenta de sus resonancias en otras áreas y momentos escolares.

Maria Alejandra nos dice *"que los niños siempre tengan un lugar para jugar"* y me surge completar su afirmación con lo siguiente: … y que siempre encuentren adultos abiertos, disponibles, empáticos, sensibles y comprometidos, como queda evidenciado en este escrito.

Marcela Favant

LA COMPLEJIDAD DE LA INTERVENCIÓN PSICOMOTRIZ EDUCATIVA CON NIÑOS

María Alejandra Cupelin[1]

"...el juego que está controlado por el propio jugador, le proporciona a éste la primera y más importante oportunidad de pensar, de hablar e incluso de ser él mismo".
(Bruner, 1989: 219)

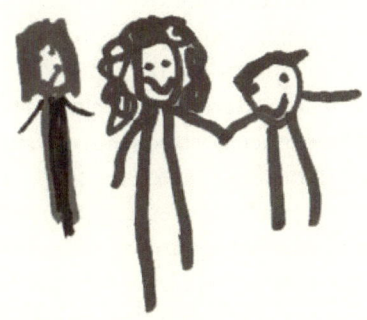

Introducción

CUANDO LLEGA EL LÍMITE...

Circunstancialmente pude ir a buscar a la Sala Naranja (4 años) para ir al taller... Es un recorrido bastante largo y con mucho atractivo para la aventura: escaleras, rampas, curvas, etc... En eso que íbamos caminando percibo "cierta excitación" ☺, una "algarabía" difícil de describir y comento (¡vaya a saber con qué cara!):

—¡Cómo estamos hoy!

Inmediatamente M. me explica para sacarme de la ignorancia:

—¿Sabés qué pasa? Llega un límite en que nos gusta tannnnto psicomotricidad...

¿¿¿Qué decirle???

En este escrito presentaremos brevemente algunas pinceladas del recorrido de más de una década de trabajo dentro del nivel inicial en el marco de intervenciones psicomotrices educativas con niños.

1   Agradezco la lectura crítica y los aportes de Pablo Bottini y Marcela Favant, que permitieron que este texto tome su forma final.

El cuerpo teórico que nos ha ido sosteniendo se fue transformando a partir de la reflexión de lo que dentro del Taller de juegos –tal y como lo llaman los niños– fue aconteciendo, en una retroalimentación (Capra, 1996) permanente entre praxis y teoría, siempre dinamizada por el influjo del Juego Corporal (Bottini, 2021).

El Taller de juegos forma parte del Proyecto de Intervención Psicomotriz Educativa "Es la hora de jugar", que desde 2009 se lleva a cabo en el Colegio Cristo Rey de las Escuelas Pías (ciudad de Rosario, provincia de Santa Fe, Argentina), dentro del Nivel Inicial; y es la instancia del trabajo propiamente dicho con los niños, los cuales tienen entre tres y cinco años y están distribuidos en doce grupos de entre catorce y veintitrés niños. Cabe mencionar que el proyecto contempla otras dimensiones que hacen al trabajo con los docentes y directivos, con las familias y con los profesionales externos. Las mismas revisten gran importancia y demandan el planeamiento y ejecución de estrategias diversas, pero no serán abordadas en el presente texto ya que exceden a la finalidad del mismo.

A partir de la escritura intentaremos reflejar la experiencia, expresar algunos de los puntos relevantes de la tarea y explicitar los fundamentos que sostienen la intervención. Se incluirán, para dar cuenta –de alguna manera– de la atmósfera lúdico-corporal predominante y de las modalidades posibles de ser parte del taller, mini reseñas rescatadas de situaciones lúdicas –a modo de viñetas– especialmente referidas por los niños a partir de la verbalización, y la experiencia en primera persona de una de las maestras que participa en la propuesta desde sus inicios.

¿DÓNDE VIVEN LOS NIÑOS?

Sala Azul, 4 años, momento de la ronda inicial...

Conversábamos acerca de algunas situaciones suscitadas en el encuentro anterior y también proyectábamos el que estaba iniciando, cuando J.M. toma la palabra para decir, en tono de reclamo y hasta con cierto enojo:

—YO QUIERO VENIR TAMBIÉN MAÑANA. YO QUIERO VIVIR ACÁ, EN EL TALLER DE JUEGOS...

Que los niños siempre tengan un lugar para jugar... 😊

Vale la pena una primera aclaración y es, justamente, la elección de la palabra "taller" para nombrar a la realidad espacio-temporal que construimos aquellos que participamos directamente del mismo. Utilizamos con toda intención el plural ya que concebimos la tarea como una acción coordinada que debe co-pensarse e implementarse de manera coherente y articulada, y que requiere gran implicancia y compromiso por parte de los actores intervinientes.

Según la real academia española el taller se define como un "Lugar en que se trabaja una obra de manos".[2] Sus sinónimos pueden ser estudio, obrador, manufactura, obraje, fábrica; todos términos que de una u otra manera son sintónicos con la propuesta y que reflejan una intención o esencia –si cabe la alusión– que se intenta mantener viva. Remite tanto a lo artesanal como a lo que es capaz de producir algo a partir de la sinergia de sus participantes. Un obrador, un lugar en el que, fundamentalmente, obrar o, también podríamos decir, hacer –de un modo significativo e implicado– para ser. No escapa a esta mirada la alusión a la fábrica –de juegos– en la que se abre la posibilidad de crear, inventar, hacer de y con lo conocido, algo nuevo.

En consonancia, Ander-Egg refiere que, en primera instancia, el taller es "…un lugar donde se trabaja, se elabora y se transforma algo para ser utilizado" (Ander Egg, 1991: 10). Expresa, también que es un espacio en el que fundamentalmente se aprende haciendo con otros y que permite –y requiere– la "…participación activa de todos (…) habida cuenta que se enseña y se aprende a través de una experiencia realizada conjuntamente en la que todos están implicados e involucrados como sujetos/ agentes" (Ander Egg, 1991: 13). La elección de este vocablo, entonces, no es azarosa, sino que responde a una convicción que dio vuelo a un ímpetu inicial de plantear un dispositivo organizado pero flexible, permeable a la co-construcción.

Lo central es que cada niño haga del espacio un lugar en el que pueda ser protagonista, se sienta seguro de ser y hacer, se anime a expandir sus posibilidades, intente resolver obstáculos y descubra con placer aquello de lo que es capaz, siempre en el marco de la interrelación.

Pero no es menor que en este armado conjunto los docentes también participen activamente. La experiencia nos dice que el hacer implicado de los adultos en sintonía entre sí y con los niños es directamente proporcional al alcance de las metas. Cuando los referentes logramos sinergia en la tarea, las derivas emergentes se multiplican y los aprendizajes se disparan. Y por eso es relevante sostener el esfuerzo de la co-construcción y es condición *sine qua non* que tanto psicomotricista como docente de sala, como mínimo, trabajemos coordinadamente, poniendo a dialogar los objetivos específicos, para comprehender a cada niño en su globalidad

---

2 *Diccionario de la lengua española*, 23.ª ed., [versión 23.7 en línea]. <https://dle.rae.es> [31/08/24].

(Bottini, 2021) y acompañarlo ajustadamente en su proceso de aprendizaje. Esto garantiza, si cabe el término, que aquello que se tramita, fabrica o elabora jugando, se disponga como propiedad y pueda ser utilizado más allá de los muros del taller.

ES AHÍ...

Una mañana, niños de tercer grado, ex participantes del taller de Psicomotricidad...

Los alumnos de tercer grado, que estaban de pasada por la galería contigua al taller, cuando vieron la puerta abierta comenzaron a gritar:

—¡PSICOMOTRICIDAD ESTÁ ABIERTO!

—¡QUIERO VOLVEEERRRR!

—¿TE ACORDÁS CÓMO JUGÁBAMOS? (...)

Cuestión que, ante tanta euforia y alegría, me asomo para saludarlos y en eso se escucha:

—¡¡¡ESTA SALA ES LA MEJOR DE TODAS!!!

Ayyy... ¡Piel de todas las aves conocidas y por conocer! 😊 😊

Nociones eje de la tarea

Las intervenciones, ya sean educativas o terapéuticas, como prácticas con consecuencias directas en las personas, se sostienen en nociones clave sobre las que todo profesional debe trabajar, indagar y reflexionar constantemente, revisando su propio accionar con actitud vigilante y con la intención de lograr la máxima coherencia entre el pensar, el sentir, el hacer y el decir.

> Debemos comprender que, en la búsqueda de la verdad, las actividades autoobservadoras deben ser inseparables de las actividades observadoras, las autocríticas de las críticas, los procesos reflexivos inseparables de los procesos de objetivación. (Morin, 2001: 31)

De modo que, con el devenir de la propuesta, el marco conceptual de referencia fue modificándose –y enriqueciéndose– dando lugar a una experiencia que hoy permite sostenernos desde las siguientes nociones eje:

El niño como agente enactivo

Si bien la mirada dualista o antagónica entre mente y cuerpo viene siendo cuestionada y son muchas las voces que se alzan al respecto, aún queda mucho por transitar. De hecho, uno de los antecedentes de la psicomotricidad se funda, justamente, en recuperar la visión integral de la persona o, más precisamente, en fundamentar que somos el producto de la interacción compleja de dimensiones, que lejos de las jerarquías o las dicotomías, dialogan, se definen mutuamente y transforman recíprocamente.

Cerebro, cuerpo y ambiente se empezaron a poner dentro de un mecanismo único, elementos de una 'cognición extendida' que va mucho más allá de las neuronas y de la cavidad craneal. (Bruner, 2017: 3)

De algún modo nos está diciendo que ni la mente y el cuerpo están separados –aunque sean distinguibles– ni el cuerpo es el cascarón que contiene al cerebro-ordenador que produce a la mente.

Nuestro pensamiento está siempre acompañado por sensaciones y procesos corporales, y aunque a menudo tratamos de suprimirlos, pensamos también con nuestros cuerpos. (Capra, 1996: 86)

¿Por qué esto resulta relevante, sobre todo en el entorno educativo? Porque pareciera que aún las cosas no están muy claras y en la escuela sigue vigente que se puede aprender sin hacer, que para pensar sólo hace falta la cabeza y que el placer no tiene nada que ver con el aprendizaje.

Entonces: ¿cuál es nuestro posicionamiento respecto de la cognición? Trataremos de responder a este interrogante en sintonía con la mirada de la persona como una globalidad.

Ya encontramos un antecedente en el psicólogo cognitivo Bruner (1989) quien desafía la mirada clásica de la representación mental ya que para él la representación –o, mejor dicho, el sistema de representación– ocurre como un conjunto de reglas a partir de las cuales podemos conservar los sucesos que hemos vivido. Esos sucesos pueden representarse por medio de las acciones implicadas, de imágenes o de palabras, dando lugar a los tres sistemas de representación: enactivo, icónico y simbólico, respectivamente, los cuales interactúan en el desarrollo de la inteligencia. Focalizamos en la dimensión enactiva de la representación ya que implica hacer para conocer; pone el acento en la experiencia como saber. No va en detrimento de las otras formas –icónica y simbólica– sino que descubre el papel que la acción, a veces olvidado o ignorado en la escuela, tiene en la cognición. Encontramos aquí un primer antecedente del término enacción, que nos resulta relevante en nuestra propuesta.

> **¿¿¿AGRESIVA PORQUE PEGA???**
>
> Hoy preparé el taller con muchas cajas grandes para jugar con las salas de 4. Nos estábamos organizando con la Sala Naranja cuando les comento que teníamos a disposición CINTA (mientras les mostraba una hermosa cinta de embalajes) por si alguna caja llegaba a romperse...
>
> En eso toma la palabra M. y dice muy resuelto:
>
> —Si se rome una caja buscamos CINTA AGRESIVA y listo.
>
> ¡Clarísimo!

A su vez, es imperioso tener en cuenta lo formulado por Varela, Thompson y Rosch (1997) o Di Paolo (2018) respecto del enactivismo Lejos de las miradas reduccionistas, planteamos que cuando el cuerpo, como organismo vivo, como sistema complejo y auto-organizado (con un sistema nervioso) se pone en acción, emerge la mente. O, dicho de otra manera, la mente no proviene sino de la acción corporal, propia de una estructura interna, que sucede en un ambiente, en un continuo de mutuo condicionamiento.

> Para el enactivismo, la cognición es una actividad continua modulada por procesos auto-organizados a través de los cuales los agentes participan de manera activa en el mundo y cuyo sustrato es la experiencia del cuerpo animado. El cuerpo vivo crea un mundo... (Di Paolo, 2018: 3)

A partir de la enactividad, cada persona construye un mundo a la vez que se construye a sí misma.

Esta mirada se ofrece como alternativa al cognitivismo y al conexionismo ya que ve a la cognición como una actividad adaptativa llevada a cabo por un sistema –en su totalidad– en un mundo con el que se co-determinan. El cuerpo, la persona, no es un receptor pasivo de la información circundante sino actor y constructor de su propia experiencia a partir de las características de su estructura y forma de actuar.

Lo pensamos como una continuidad entre el niño –como un sistema vivo– y el ambiente, ya que el mundo no está ahí afuera como algo dado, preexistente y al cual conocer, descifrar o representar a modo de reflejo, sino que toma forma o "es" algo a partir de enactuarlo, o sea de hacer en y con él.

Al pensar a la cognición como un proceso resultante del diálogo entre el organismo y el ambiente, la experiencia adquiere un lugar de centralidad concebida como enacción. La cognición no se limita a las neuronas ni a la cavidad craneal. La vida mental necesita del cuerpo y se sostiene en él; no se cierra al cerebro, sino que se abre y remite a todo un cuerpo y al ambiente en y con el que interactúa.

¿Cómo conocemos? Construimos una idea de mundo, nuestra experiencia, a partir del acuerdo íntimo y recíproco entre percepción y acción. La percepción moldea la acción que a su vez modifica la percepción. Es el hecho de hacer en el encuentro con el otro y con las cosas –la acción– la que nos muestra la mejor manera de aprender a hacer esas cosas. Aprendemos a hacer, haciendo.

De modo que conocer siempre es una acción corporizada porque el cuerpo interviene de manera directa en el proceso de construir el mundo. Hacer, implicarse, emocionarse son vías regias en el camino del sentido; la experiencia es diálogo entre cuerpo y entorno. El cerebro, órgano híper especializado, forma parte de un cuerpo que conoce, aprende, actúa y se relaciona con otros como una totalidad. La cognición, por tanto, es una estructura emergente que se auto organiza en la interacción del organismo vivo con el entorno.

La actividad cognitiva es experiencia corporal o está corporizada ya que la cognición depende de un cuerpo vivo, con todo el dinamismo que eso supone, y promueve su autonomía como función primordial de todo sistema auto-organizado para conservar su identidad, en un proceso de auto regulación de las interacciones con el entorno. Podríamos decir que el cuerpo es un sistema autónomo y adaptativo y, por tanto, constructor permanente de sentido en la interacción con el medio, como expresión de su subjetividad.

Para el enactivismo todo acto cognitivo, cualquiera sea su nivel de abstracción y sofisticación, pasa siempre por el cuerpo vivido y su relación con el mundo. (Di Paolo, 2018: 4-5)

¡¡¿¿ENSALADA... DE FRUTAS??!!

Sala Celeste, 3 años...

Ya nos disponíamos a empezar a jugar cuando salió el temita de "cuidar el cuerpo". ¿Qué cuerpo?

—¡La boca! –dice A., señalando su boca.

—¡Los pelos! –dice B., tocándose los suyos.

—¡La manzana! –dice L., señalando su... ¿pera?

¡¡Se regalan asociaciones!! Son tan pero tan espontáneos que dan ganas de tener esa edad.... ¿o no? 😊

La persona como una trama compleja

Ya Julián de Ajuriaguerra (1993) había reparado sobre las múltiples dimensiones del cuerpo describiéndolo desde distintas perspectivas pero resguardando su unidad –como organización particular– en constante interjuego con el ambiente físico y humano.

> El cuerpo nos es dado, es la sustancia del hombre, sustancia que confirma su existencia. El cuerpo nos pertenece pero forma parte del mundo de las formas de la naturaleza, es suficiente e interior, es inerte y palpitante, habitáculo y habitado. (De Ajuriaguerra, 1993: 345)

Por ello deslizó que el cuerpo es una entidad física que evoluciona hacia la automatización del movimiento voluntario; es experiencia de las propias transformaciones con las que conquista su autonomía, situado en un espacio y un tiempo; es receptor y efector de fenómenos emocionales, desde los cuales interactúa y sobre los que construye los afectos; es conocimiento, ya que a partir de las modalidades sensoriomotoras, preoperatorias y operatorias va sabiendo de sí mismo y del mundo; es una totalidad; es lenguaje; es co-formador, ya que sólo es posible humanizarse en un medio interhumano.

Por su parte, Edgar Morin (2001) como promotor de la complejidad viene advirtiendo sobre los peligros de los reduccionismos, las polarizaciones, las miradas sesgadas, y convoca especialmente a la educación a no desintegrar la unidad compleja de la naturaleza humana que implica a un ser humano siendo a la vez físico, biológico, psíquico, cultural, social, histórico. Y va por más al declarar:

> Es la unidad humana la que lleva en sí los principios de sus múltiples diversidades. Comprender lo humano es comprender su unidad en la diversidad, su diversidad en la unidad. Hay que concebir la unidad en lo múltiple, la multiplicidad en lo uno. (Morin, 2001: 55)

Claro que esto conlleva un esfuerzo de formación y reflexión crítica permanente. Pero es Pablo Bottini (2021) a quien debemos en Psicomotricidad la apertura hacia una mirada mucho más abarcativa de la persona, acorde a la multiplicidad de factores que implican su devenir y en consonancia con la complejidad que encierra todo evento humano.

Adherimos plenamente al autor cuando esboza que

> ...ya no alcanza con pensar a la persona como una unidad bio-psico-social. El carácter complejo del fenómeno psicomotor, desde la óptica de la complejidad, nos compele a ampliar el foco de nuestras observaciones, para no escotomizar su verdadera dimensión. (Bottini, 2021: 5)

¿Entonces cómo concebirla? Como un sistema complejo y auto-organizado bio-psico-socio-eco-culturalmente condicionado.

EL ROSTRO... ¿¿¿DE LA PANDEMIA???

Sala Azul, 4 años, instantánea casual...

Nos encontrábamos en el patio, horario de salida, cuando me retiro unos metros y me bajo el tapaboca para limpiarme la nariz. En eso cruzamos miradas con M.P., que abre los ojos grandotes, como quien no lo puede creer, y señalándome grita desconcertada:

—¡¡¡¡NUUUNCA TE HABÍA CONOCIDO LA CAAARAAAA!!!! ¡¡¡NUUUNCA!!!

Y mientras me iba poniendo el tapabocas nuevamente, y en mi propia cara, remata:

—TE QUEDA MEJOR CON BARBIJO...

Entonces la desconcertada fui yo...

Esta mirada reveló nuevas perspectivas respecto del cuerpo (y la persona), mucho más acordes con la intención de una Psicomotricidad que, desde el origen, se enmarcó en la complejidad aún sin saberlo.

El Juego Corporal

Innumerables autores de distintos campos del saber se han expresado en torno al juego como actividad que, sin ser privativa de los seres humanos, es sin embargo un factor crucial para su desarrollo. Muchos de ellos coinciden en calificarlo como vital, algo así como insustituible –al menos no sin consecuencias– para el devenir de la persona; como un portal de exploración, descubrimiento y creación en el que expandir las fronteras de lo posible; como una oportunidad regia donde ensayar intercambios interhumanos –con todo lo que ello implica– y aprender a ser; como una fuente de placer y re-creación. "Jugar es hacer" declara Winnicot (1971), en un marco de confianza y seguridad, en el que –podemos completar– la dimensión tónico-emocional afectiva se implica fuertemente.

> **GATO ENCERRADO**
>
> Sala Amarilla, 5 años, momento de la representación.
>
> Durante el momento de juego se armaron casas y se tejió una historia que transcurría entre familias vecinas.
>
> Mientras descansábamos, fuimos reconstruyendo la historia que, según F. tuvo el siguiente condimento:
>
> —CUANDO ESTÁBAMOS CON LOS CHICOS EN LA CASITA, TOMANDO UN FERNÉ, ¡¡¡SE METIÓ UNA GATITA QUE HIZO UN LIO!!!
>
> ¡¡¡INVITEN, CHEEEE!!!

Creemos conveniente retomar al historiador holandés Johan Huizinga para quien la cultura emana del juego y en él se amplía, ya que expresa que el juego

> ...es una acción u ocupación libre, que se desarrolla dentro de unos límites espaciales y temporales determinados, según reglas absolutamente obligatorias, aunque libremente aceptadas, acción que tiene su fin en sí misma y va acompañada de un sentimiento de tensión y alegría y de la conciencia de 'ser de otro modo' que en la vida corriente. (Huizinga, 2007: 45-46)

> **JUEGO REAL**
>
> Sala Roja, 5 años, pleno momento de juego.
>
> G. estuvo convocado largo rato en una construcción con bloques grandes; probaba, ponía, sacaba y la cosa iba tomando forma: un trono. En un momento dado, se sentó en él, con evidente actitud de satisfacción real y me dijo:
>
> —MIRÁ, SEÑO: SOY EL REY. ¡¡¡EL REY DEL TALLER DE JUEGOS!!!

Por su parte, el psicólogo cognitivo Jerome Bruner (1989), a partir de investigar lo que se pone en juego en el juego, en tanto fuente inagotable de exploración e invención, promotor de aprendizajes y escenario óptimo para establecer vínculos con otros, vislumbró las estrechas relaciones que mantiene con el pensamiento y el lenguaje además de especificar, como componente primordial, al placer.

> Jugar, para el niño y para el adulto..., es una forma de utilizar la mente e, incluso mejor, una actitud sobre cómo utilizar la mente. Es un marco en el que poner a prueba las cosas, un invernadero en el que poder combinar pensamiento, lenguaje y fantasía. (Bruner, 1989: 219)

Henri Wallon (2007), enorme referente conceptual de la Psicomotricidad, como parte de la evolución psicológica del niño esboza que el juego es

> ...una infracción a la disciplina o a las tareas que imponen al hombre las necesidades prácticas de su existencia (...). El juego se disfruta, en relación con éstas, como un respiro y un nuevo impulso (...). Hay juego en la medida en que se presenta la satisfacción de sustraer momentáneamente el ejercicio de una función a las presiones o a las limitaciones que ésta sufre normalmente por parte de actividades, en cierto modo, más responsables; es decir, aquellas que ocupan un lugar más eminente en las conductas de adaptación el medio físico o social. La desintegración pasajera supone la integración habitual. (Wallon, 2007: 66-67)

MASTER... CHEF???

Sala Blanca, 3 años, momento del juego corporal.

Varios niños se encontraban en el espacio del placer sensoriomotor saltando, trepando, subiendo, bajando, cayendo... Sintiendo! Entre ellos estaba E. probando a diestra y siniestra sus posibilidades, explorando desplazamientos y caídas (que él mismo llamaba piruetas) cuando, se pronto, se dejó caer sobre los colchones y con una sonrisa enorme exclamó:

—¡¡¡FAAAAAA!!! ¡¡¡ME HICE TOOOORTAAAAA!!! (Y se levantó y volvió al ruedo...).

¡¡¡Hablame del placer!!!

Se nos hace ineludible tener en cuenta los aportes de otra experta en el tema, Hilda Cañeque (1998: 61), psicóloga argentina, quien explicita una serie de funciones que advierte tiene el juego y que son muy pertinentes dentro de la propuesta.

Menciona por ejemplo que:

- la sensación de exploración y descubrimiento están siempre presentes en el juego porque forman parte de su naturaleza;
- el juego permite la activación y estructuración de relaciones humanas;
- aprendizajes de fuerte significación son posibles a partir del juego;
- el juego posibilita un equilibrio psicosomático.

No nos vamos a detener en ellas –aunque sería relevante– porque en esta ocasión sólo tomaremos el análisis que la autora realiza de la relación entre el juego y el error.

Justamente Cañeque advierte que el juego reduce la sensación de gravedad frente al fracaso; los errores son tomados como parte del proceso de aprendizaje, aspecto que consideramos crucial en estos tiempos.

En el taller de juegos, la no presión sobre los resultados brinda una tranquilidad, un alivio, una alegría (una disposición tónico-emocional) que permite afrontar los desafíos desde las posibilidades y no desde el "deber ser" o el "responder a". Intentar es una de las grandes palabras del taller y apunta o convoca a estar en movimiento, a andar y superarse, pero desde las propias capacidades y disposiciones. Abre puertas hacia el respeto de la diversidad con la bandera de la igualdad en la diferencia y la apertura hacia las múltiples posibilidades.

Si bien adherimos a lo presentado, valoramos la relevancia de cada uno de los aportes y sabemos que están quedando afuera potentes exponentes de la temática, sintonizamos fuertemente con el movimiento que provoca Pablo Bottini (2006) al complementar la palabra "juego" con el calificativo "corporal", ya que si bien la expresión venía teniendo fuerza dentro de la práctica psicomotriz (Calmes, 2000), el autor la retoma y justifica a partir de un enunciado que creemos tiene una potencia trascendental al expresar que existe

> ...una causalidad circular de efecto recursivo entre el juego y el cuerpo, o sea, el cuerpo se construye en el espacio lúdico fundado en las relaciones tempranas de la persona, a la vez que el juego siempre remite al cuerpo, quien al ponerse en juego, se construye a sí mismo en permanente interacción con los otros. (Bottini, 2006: 110)

CON TODAS LAS LETRAS...

Sala Verde Manzana, 3 años, pleno momento de juego.

Se fue armando una historia de escondites y persecuciones, tires y aflojes con una bruja malvada que se llevaba a los niños. Cada uno fue desplegando sus posibilidades para hacerle frente a tanta adversidad...

F., muy implicado y atento, provocaba, desde los distintos rincones del "bosque", con todo tipo de propuestas, utilizando diversos tonos de voz, pero siempre muy desafiante y disfrutando:

—¡¡¡VENÍ, BRUJITAAAA!!! A VER SI ME PODÉS AGARRAR. ¡¡SEGURO QUE NO PODÉS!! BRUJITAAA, ¡¡VENÍ!! ¡¡VENÍ!! ¿¿A QUÉ NO VENÍS??

Y entre las muchas estrategias que utilizó para no ser atrapado y siguiendo con su "modus operandi", exclama (como quien tiene todo clarísimo):

—¡¡VENÍ, PE-LO-TU-DI-TAAAAA!!

¡¿Se tenía que decir?! 🤭 😁 😂

Si, en última instancia, la intervención psicomotriz –sea cual fuere el ámbito en el que se desarrolla pero con más razón en el que nos convoca– persigue que cada persona se reconozca en su cuerpo, disfrute del movimiento significativo, se advierta competente para hacer e interactuar con otros; si promueve el logro de un equilibrio dinámico o armonía entre la expresión motriz, postural y gestual, el Juego Corporal se posiciona como el soporte técnico primordial.

GANAN LAS GANAS...

Sala Blanca, 3 años, previa...

La sala de Psicomotricidad se encuentra algo alejada de la Sala Blanca y allí nos dirigíamos conversando alegremente. Cuando faltaba poco del recorrido, F. expresa:

—Seño... Estoy emocionado...

Retomo su expresión y le pregunto qué lo tiene así, a lo cual responde:

—Estoy emocionado por ir al taller...

Quiero tener su claridad... ☺

Además, el autor (Bottini, 2021) nos alerta acerca de la magnitud o relevancia que toma la dimensión tónico-emocional afectiva al revelarse sin forzamientos –durante el juego corporal– y ofrecerse como apertura o posibilidad de cambio. Y va por más cuando detalla, a la luz de los aportes de las neurociencias, diversas sustancias que se liberan a partir de la vivencia placentera del movimiento y que tienen relación directa con la motivación, con la fijación de los aprendizajes, con la disminución del estrés, con la generación de nuevas sinapsis, que fortalecen aun más los fundamentos de su elección en las intervenciones psicomotrices y su vínculo con la posibilidad de una novedad o reaprendizaje corporal.

Y será en el encuentro generado mediante el Juego Corporal, en donde la persona reeditará la vivencia corporal ligada a determinada emoción, permitiéndole, mediante una adecuada mediación del psicomotricista, revivenciarla con un nuevo matiz. (Bottini, 2021: 13)

Sala Verde, 5 años, momento de las palabras...

Después de dibujar y escuchar a algunos compañeros toma la palabra A., con un gran despliegue gestual, mirando al infinito y moviendo su cabeza a un lado y al otro, como sin poder creerlo, y ayudándose con las manos para que pudiéramos entender dice:

—YO, LA OTRA VEZ QUE VINIMOS, SENTÍ QUE EL CORAZÓN ME EXPLOTABA DE EMOCIÓN, PORQUE NO PODÍA CREER QUE ESTO FUERA TAN LINDO... ¡¡Y HOY ME ENCANTÓ!!

Su emoción, mi emoción... Que los niños puedan jugar ✦⁺

Ambiente enriquecido

El contexto o ambiente condiciona en gran medida las posibilidades de aprendizaje, ya que puede presentarse como favorecedor o enriquecido, pero también ofrecerse deprivado o empobrecido. En todos los casos, habrá consecuencias en el desarrollo de la corteza cerebral y en las conexiones neuronales y, por consiguiente, para el devenir de la persona.

Sabemos que, de alguna manera, el cerebro cambia a partir del aprendizaje. Podemos decir que, gracias a la plasticidad sináptica, el cerebro que tenemos hoy no es el mismo al que teníamos ayer; y el aprendizaje y la experiencia, en pos del devenir tienen mucho que ver con estas transformaciones.

> La plasticidad demuestra que la red neuronal permanece abierta al cambio y a la contingencia, modulable por el acontecimiento y las potencialidades de la experiencia, que siempre pueden modificar el estado anterior. (Ansermet-Magistretti, 2012: 22)

Ahora bien, a mejores condiciones del entorno, mayores posibilidades de que ocurran aprendizajes significativos. A ambientes enriquecidos corresponden experiencias significativas, o sea propias (de autoría), trasladables, utilizables en otros contextos, dinámicas, transformables y transformantes.

Consideramos que el taller de juegos se presenta como un entorno propicio y favorecedor de experiencias de este tipo, ya que cada niño se encuentra con materiales novedosos, un espacio acondicionado, un tiempo en el cual desplegar sus intereses, otros niños con los cuales acordar, disentir, conjugar y un adulto capaz de intervenir desde determinadas disposiciones, para enriquecer o hacer evolucionar el juego.

De modo que nos alineamos con lo expresado por Caballero (2017) cuando menciona que una de las características de un ambiente enriquecido es que desafía a las personas, ya que invita a salir de la comodidad sea esta intelectual, motriz o emocional-afectiva, a partir de un esfuerzo en la acción que, además, se presenta en el marco de la interacción, lo cual aumenta la complejidad.

¡CLARA... MENTE!

Sala Azul, 4 años, momento de la despedida...

Transcurrido el espacio de Psicomotricidad, nos encontrábamos alistando la despedida, poniendo zapatillas, buscando mochilas, cerrando asuntos cuando se me acerca J.M. aplaudiendo sonriente y mirándome a los ojos me dice:

J.M.—¿SABÉS POR QUÉ ESTOY APLAUDIENDO?

Yo— 😕

J.M.—POR TODO LO BUENO QUE LE HICISTE A NUESTRA MENTE HOY...

YO—¿QUÉ HICE? 😲

J.M.—¡¡PUSISTE MUCHAS CAJAS PARA JUGAR!!

Claramente me dejó sin palabras... 😊

No queremos dejar de mencionar, la relevancia del factor tónico-emocional afectivo que se despliega en el jugar y que remite al placer ligándolo a la novedad que cada encuentro comporta, ya que puede suscitarse abono o insumo para la consolidación del aprendizaje pedagógico o áulico, a partir de lo investigado por Fabricio Ballarini (2017).

¿Por qué jugar en la escuela?

Son muchas las voces que de manera creciente se alzan para relacionar al juego con el aprendizaje, y sus fundamentos van cobrando mayor fuerza a partir de los avances que, particularmente, las neurociencias van dejando ver.

Sin embargo, en el ámbito escolar sigue siendo necesario revisar las miradas que subyacen acerca del cuerpo y del movimiento y re-pensar su lugar en relación a la cognición y el aprendizaje, más allá de los discursos. Aún es frecuente escuchar, como frase hecha, que el cuerpo es el gran olvidado en la escuela. Consideramos que esto es peligrosamente erróneo o que parte de una lectura sesgada de la situación. Sostenemos, por el contrario, que la organización escolar le presta muchísima atención, lo mira fuertemente –al menos al del estudiante–, pero frecuentemente con cierta intención "neutralizadora", sostenida en la inmovilidad y el silencio. Es más tenido en cuenta para aquietarlo que para implicarlo en la construcción de sentido. El movimiento sigue relacionado, casi exclusivamente, a la clase de Educación Física y relegado al rincón de lo poco serio, caótico y temido. Nuestro aporte se justifica en las nociones eje presentadas en las cuales se destaca el papel que la experiencia –como acción significativa y placentera– tiene en el proceso de aprendizaje y, por ende, en el devenir de la persona.

Es imprescindible que la escuela respete y valore en cada niño su condición de sujeto de la acción y, ampliando su mirada acerca de la cognición, permita o no cercene su inclinación a enactuar el mundo para conocerlo.

Otra suerte corre el cuerpo del docente, pero la temática escapa a este escrito.

LA MEJOR DEL MUNDO MUNDIAL

Sala Azul, 4 años, momento de la verbalización.

Fue un día especialísimo porque el grupo por primera vez participó de la propuesta de Psicomotricidad, ya que la pandemia no les permitió conocer el Taller en Sala de 3.

Todo fue sorpresa, entusiasmo, alegría, ganas de más...

Con toda esa "revolución" de emociones volvimos (o intentamos volver) a la calma para compartir, con palabras, algo de lo vivido. En eso estábamos cuando M.P. toma la palabra y dice:

—¡¡¡ESTO ES RE LINDO!!! ¿¿¿NO ES REEEE LINDOOO??? ¡ESTA ES LA MEJOR ESCUELA DE TODA MI VIDA!

Juego y vida...

El taller de juegos

El recorrido de tantos años nos permite considerar a la intervención psicomotriz educativa con niños como un planteo específico e intencionado de acompañamiento al desarrollo psicomotor a partir de una mirada global de la persona y sostenido en la experiencia como promotora de aprendizaje desde un sentido amplio.

Es un planteo específico en tanto proyecto, programa, itinerario que encierra una especificidad, la de la psicomotricidad y la del psicomotricista como un profesional idóneo y capacitado para intervenir en el desarrollo psicomotor; e intencionado ya que se traza a partir de objetivos propios, como aquellos fines que persigue, y estrategias o intervenciones para alcanzarlos. La intervención psicomotriz se piensa, se planifica, se pone en marcha, se evalúa.

LINDOS RECUERDOS...

Me encontraba en el patio grande de la escuela, ventilando y asoleando los materiales del taller, cuendo se me acerca A., que hoy tiene 10 años (cursó quinto grado) y fue participante de Psicomotricidad en su paso por Nivel Inicial.

Luego de saludarnos se ofreció muy gentilmente a ayudarme y de pronto estábamos meta charla en el taller.

Fue ahí cuando comenzó todo un proceso de evocación de lo que a él le gustaba, las cosas que hacía, los juegos que compartimos en su momento, en el Taller de juegos...

Tal fue el caudal de comentarios que me salió del alma decirle:

—¿¡CÓMO ES QUE TE ACORDÁS TANTO!?

A lo que él respondió, con una simpleza cautivante:

—ES QUE SI HAY LINDOS RECUERDOS, HAY MEMORIA...

Inolvidable para mí... ☺

A partir de las nociones eje esbozadas, el taller de juegos se presenta, dentro del diagrama escolar, como un portal hacia lo incierto: con algo de caos, con algo de orden, con algo de estructura, con algo de apertura. Esta cualidad de armado artesanal, de co-construcción como antes mencionamos, deviene en algunas consecuencias que pueden ser motivo de reflexión:

- En tiempos de fugacidades, pantallas, habitaciones repletas de objetos sofisticados que parecen juguetes pero empobrecen o limitan el jugar, sedentarismo, normas laxas y aburrimientos poco gestionados, los niños se sienten muy convocados por el taller y es frecuente que soliciten concurrir más allá de los días establecidos. Es curioso que aún circula, más o menos explícitamente entre padres y docentes, que este interés radica en que allí "sólo" juegan. Quizás subyace la idea del jugar como algo inferior, poco serio, alejado de lo "verdaderamente" importante: el aprendizaje. Con frecuencia observamos la necesidad de aprovechar cada ocasión que se presente (entrevistas, reuniones de padres, etc.) para definir al Juego Corporal y diferenciarlo de otras situaciones, a la vez que es relevante fundamentar el por qué de su elección y ser lo más concretos y asertivos posible al transmitir qué se juega en el juego –y que motiva la preferencia de los niños por el espacio– y cómo juego y aprendizaje constituyen realidades complementarias.

OJALÁ...

Alumno de primer grado, ex participante del Taller de Psicomotricidad...

Nos encontramos con L.M. de casualidad en la puerta del taller. Nos saludamos, nos abrazamos, nos contamos alguito y, cuando nos estábamos despidiendo, aún recostado en mi abrazo y luego de un instante de silencio –suspiro de por medio– me dice:

—OJALÁ PUDIÉRAMOS VOLVER A LA PSICOMOTRICIDAD...

Eso... ojalá 🏫

- Que cada encuentro pueda construirse en el complejo entramado de lo pretendido por la organización escolar, expresado en el currículo y decodificado/encarnado por un docente singular, lo planificado por el psicomotricista y lo que trae el grupo de niños. Esa trama da forma a un funcionamiento propio que es imprescindible considerar para hacerlo evolucionar. El trabajar desde la emergencia del jugar hace que cada grupo escriba una historia y se inscriba en una dinámica particular desde la cual abrir, a partir de disposiciones como intervenciones oportunas, posibilidades de cambio.

- El espacio de psicomotricidad –el taller de juegos– no es una isla (no debe serlo) dentro de la geografía escolar, sino que se ofrece como mirada o perspectiva respecto del aprendizaje, que implica un trabajo continuo y, en la medida de lo posible, interdisciplinario. De ahí que insistimos en la necesidad de co-pensar la oferta educativa, promover espacios de apertura en los cuales hacer entrecruzar las intencionalidades pedagógicas con las psicomotoras para convergir en propuestas coherentes y significativas, sostener instancias de intercambio –incuso con otros profesionales– para ampliar el foco, lograr un conocimiento más acabado de los niños y las problemáticas que los atraviesan y acompañarlos en su devenir de la mejor manera posible.

Objetivos de la intervención psicomotriz educativa

Ahora bien, si pensamos en un macro objetivo de la intervención psicomotriz educativa, sin dudas debemos sostener la importancia de colaborar en el proceso de adquisición de la autonomía de cada niño y, por ende, en la construcción de su corporeidad.

Acompañar y favorecer el desarrollo psicomotor es ayudar a cada niño para que sepa de sí mismo, conozca su cuerpo, disfrute del movimiento, expanda sus posibilidades de acción, creación y representación, y pueda interactuar respetuosa y creativamente con otros, en un mundo siempre cambiante. De alguna manera, la intervención se orienta a fortalecer los requisitos –plataforma– de los aprendizajes escolares, aunque sin dudas va mucho más allá de ellos.

Es así que consideramos que la intervención psicomotriz educativa dentro del Nivel Inicial debe perseguir los siguientes macro objetivos o finalidades:

- el control del movimiento voluntario;
- el reconocimiento y gestión de las emociones;
- la representación de la acción.

A su vez, cada uno de estos objetivos contiene situaciones específicas que, a grandes rasgos, podríamos mencionar de la siguiente manera.

- El control del movimiento voluntario se sostiene en:
  - conocer el propio cuerpo, distinguiendo partes y segmentos corporales;
  - inhibir voluntariamente el movimiento;
  - coordinar y disociar acciones;
  - la plasticidad actitudinal en pos de los objetivos;
  - la gestión del control tónico-postural y la automatización de los procesos re-equilibratorios;
  - el descubrimiento de la dominancia lateral y su identificación por el uso;
  - la gestión de la relajación voluntaria y el control respiratorio;
  - la organización del espacio en relación a las nociones de situación y orientación;
  - el uso de elementos con distintos fines;
  - el despliegue de la capacidad práxica;
  - la gestión del tiempo en relación a la acción.
- El reconocimiento y gestión de las emociones se sostiene en:
  - las fluctuaciones tónico-emocionales en las interacciones;
  - la plasticidad de los mediadores corporales de la comunicación;

- ○ el registro propio y del otro;
- ○ la construcción de actitudes de empatía, cooperación y solidaridad;
- ○ la gestión del tiempo en relación a la interacción.

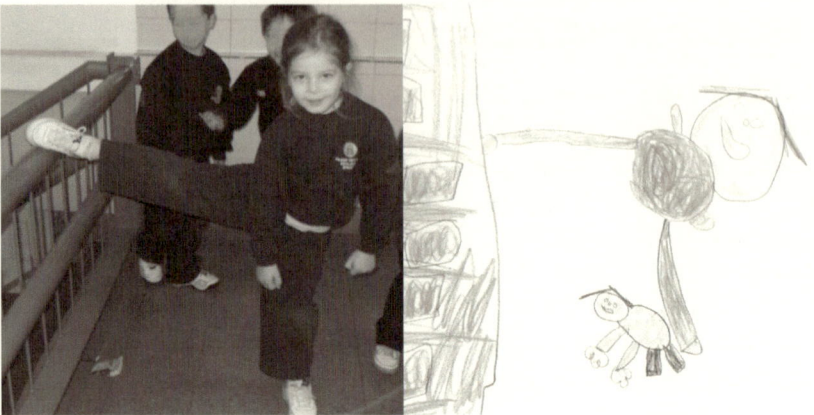

- • La representación de la acción se sostiene en:
  - ○ la anticipación y las posibilidades de planeamiento de la acción;
  - ○ el saber hacer o representación enactiva;
  - ○ la verbalización de lo vivido o representación simbólica;
  - ○ el uso de distintos soportes para representar lo vivido o representación icónica.

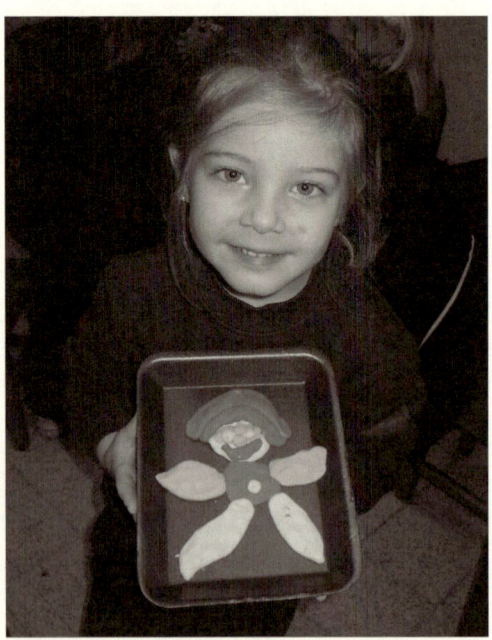

¿Juego libre, espontáneo o emergente?

¡TAMPOCO LA PAVADA!

SALA Violeta, 5 años, pleno momento de Juego

Transcurría una escena urbana en la que se suscitaron muchas "emergencias". Las ambulancias iban y venían, los enfermos se multiplicaban, los doctores eran convocados por doquier, los medicamentos no alcanzaban...

En eso J. manifiesta tener un fuerte dolor en la rodilla y rápidamente es asistido por un "doctor" que, munido de un cilindro enorme de goma espuma y muy seriamente dice:

—¡TENGO EL REMEDIO! ¡HAY QUE PINCHAR! (mientras hacía el ademán de tener lista la inyección).

J., abriendo los ojos bien grandes al tiempo que se encogía como queriendo desaparecer, grita:

—¡¡NOOOOOOO!!! ¡¡¡¡¡ES UN ESTAFADOR!!!!!

☺☺☺ ¡¡¡tampoco la pavada!!! ¡¡¡¡A lo sumo te tomo un jarabeeeee!!!!

Defendemos la importancia de sostener lo artesanal del taller a partir de ofrecer un dispositivo con variables relativamente constantes, como las pautas del encuadre de la tarea, que le permita a cada niño, por un lado, historizar, o sea armar una trama argumental que más allá de cada encuentro pueda continuarse vez a vez y, como la vida misma, tome la forma de devenir. Pero también, ejercitar la anticipación, pensando antes de hacer, programando algo de lo "por venir". Consideramos que tanto la continuidad como la anticipación disminuyen los estados de alerta y disponen tónico-emocionalmente mejor a la persona generando una plataforma anímica propicia para que el jugar, y todos sus matices, acontezcan.

Claramente esto no debe confundirse u homologarse a la rigidez sino pensarse como el equilibrio entre lo saludable de una rutina, en tanto organizador, y lo desafiante de lo distinto, en tanto convocatoria a la flexibilidad, la alternativa, la novedad y el cambio.

Es así que cada encuentro será una promesa de abrir el juego con determinados materiales más o menos constantes, en un dispositivo espacial reconocible, con reglas que no declinan (y que fundamentalmente hacen a la seguridad e integridad de todos), a partir del dispositivo temporal que da estructura a los distintos momentos, pero con la posibilidad siempre latente de incluir novedades. Lo que no cambia y nunca falta es el juego; lo que puede cambiar o alterarse es a qué o con qué jugamos. Lo que no cambia es el margen de libertad que cada niño tiene en relación a las propuestas ni la invitación a vivirlas con alto grado de implicancia y participación.

¿¿¿A PUNTO... CARAMELO???

Sala Roja, 5 años, ronda inicial.

Nos estábamos encontrando apenas pero el tiempo es tan particular que, en la primera de cambio, se escuchó a M., con tono entre súplica y desesperación, decir:

—SEÑO: ¿PODEMOS EMPEZAR A JUGAR? ¡¡¡DE LAS GANAS QUE TENGO ME SIENTO COMO UNA BOMBA A PUNTO DE EXPLOTAR!!!

Se trata de poner en valor la experiencia concibiéndola como punto de partida pero también como meta: lo que cada niño trae, su bagaje, es tomado y valorado como el repertorio del cual parte pero que es susceptible (y deseable que así sea) de ampliarse, fortalecerse, diversificarse, flexibilizarse, evolucionar. La experiencia como conocimiento, como saber: un saber construido a partir del contacto directo, de la manipulación, de la acción libre y creativa con y sobre los materiales, de la interacción con otros, en un espacio y tiempo determinados. Experiencia como "hacer implicado" que se integra al repertorio de posibilidades. Experiencia como la enactuación de un mundo (Varela-Thompson-Rosch, 1997) tanto material como humano.

TIEMPO DE RETENCIONES

Sala Blanca, 3 años, ronda inicial.

Estábamos encontrándonos, cantando, contando, cuando salió el tema de las reglas de taller. Entonces, espontáneamente, se pusieron a enumerar...

—¡¡¡PODEMOS JUGAR!!!

—¡Y COMPARTIR LOS BLOQUES!

—Y NO TENEMOS QUE HACERNOS MAL EL CUERPO...

En eso B., muy seguro de su aporte y a viva voz (muy viva, por cierto) exclama:

—¡¡¡NO HAY QUE TIRARSE PEDOS!!!

¡Bueno... hagamos lo posible!

Ahora bien, es frecuente encontrarse con distintos adjetivos que colocan al juego en tales o cuales marcos: los más frecuentes son libre y espontáneo. Disentimos con la idea de juego libre porque creemos resulta un tanto inconsistente. Si bien el taller de juegos se ofrece como un espacio flexible, de gran apertura, donde hay poco dicho o acabado y mucho por decir, inventar, gestionar (incluso nadie está obligado a jugar y puede decidir si hacerlo o no), sin embargo, presenta un marco organizado y organizador, con normas propias que configuran lo que está permitido y lo que no, un espacio delimitado, compañeros de juego estables, adultos que intervienen, elementos que están a disposición y otros que no, etc.

En el mismo sentido, la mirada de juego espontáneo nos parece un tanto imprecisa o más bien, insuficiente. Imprecisa porque el espacio de juego se abre en determinados días y horarios, con materiales específicos, en el marco de una grupalidad establecida, con normas obligatorias y con un encuadre que lo condiciona. Entendemos que lo que ocurre no es independiente o ajeno a todos esos condicionamientos y validamos, en todo caso, el adjetivo "espontáneo" en relación a que emerge libre y voluntariamente en el entramado de esas circunstancias. Aceptamos que cada niño tiene un enorme marco de libertad para abrir el juego a "gusto y *piacere*" y que hasta incluso puede no jugar. ¿Por qué entonces hablar de juego espontáneo nos parece insuficiente? Porque en el devenir del dispositivo vemos con mucha claridad que, encuentro tras encuentro, cada grupo va armando un estilo de juego, un texto o argumento que es propio de la historia que se va tramando en esa modalidad de interacción. Cada grupo, en la sinergia de acción de sus miembros, conforma una red con una dinámica propia (Varela, 2005). Dinámica que surge en el funcionamiento particular de esa grupalidad en la que cada miembro actúa en el interjuego entre su estructura interna y el contexto.

De modo que nosotros estamos trabajando en la idea de *Juego Emergente*. Según la RAE[3] el término emergente refiere a algo que emerge, que nace, sale y tiene principio de otra cosa.

Pero más específicamente tomando el término emergente, en relación a la auto-organización que caracteriza a los sistemas vivientes complejos (Varela, 2005) como aquello que se genera en el funcionamiento o sinergia de los distintos componentes de un sistema, a partir de relaciones diversas y que se es susceptible de modificarse en el devenir.

Ya hemos referido la mirada de la Globalidad de la persona a partir de la idea de cuerpo como un sistema complejo y auto-organizado. Conviene

---

3   *Diccionario de la lengua española*, 23.ª ed., [versión 23.7 en línea]. <https://dle.rae.es> [01/09/24].

aquí especificar algunas características que hacen a la auto-organización, expresadas por Assman (2002: 57) cuando detalla que los procesos auto organizativos:

- están organizados de forma cíclica o circular, lo que provoca una recursividad entre productores y productos;
- son autorreferenciales, de modo que tienen relativa autonomía respecto del entorno, aunque se encuentren en permanente intercambio;
- presentan flexibilidad estructural, también llamada adaptabilidad o plasticidad;
- están sometidos a exigencias constantes de adaptabilidad al entorno que los condiciona;
- los procesos cognitivos emergen del sistema como un todo, de la totalidad corporal;
- desarrollan propiedades emergentes como producciones propias del interjuego de sus componentes.

De modo que destacamos lo emergente como aquellas propiedades (o producciones) que una entidad o sistema logra a partir de la interacción de sus componentes, los cuales serían incapaces de lograrlo individualmente.

> Los comportamientos emergentes pueden ocurrir debido a las intrincadas relaciones causales a través de diferentes escalas y retroalimentación, lo que se conoce como interconectividad. La propiedad emergente en sí misma puede ser muy predecible o impredecible y sin precedentes, y representan un nuevo nivel de evolución del sistema. (Academia-Lab, 2024)

Un sistema complejo se organiza dando lugar a una estructura con propiedades (o producciones) que emergen del funcionamiento y que antes no existían. La persona entendida como un cuerpo que funciona como un sistema complejo y auto-organizado es capaz de generar una producción novedosa que le permite, a su vez, lograr mayores niveles de adaptación. Nos estamos refiriendo al juego corporal y lo pensamos, entonces, como una propiedad emergente del sistema complejo y auto-organizado que es el cuerpo.

UN VIAJE

Sala Verde, 5 años, momento de juego corporal.

Ya en la ronda inicial S. había manifestado su deseo de subirse a Estelita (nuestra tela que está suspendida del techo y en la cual los chicos se hamacan, mecen o balancean totalmente cubiertos, modalidad que llaman "nidito" o "huevito").

Así fue que acompañó a otros mientras esperaba su turno.

Cuando por fin le tocó, se subió, se acomodó, pidió ser balanceado, girado... También quiso quedarse unos instantes simplemente suspendido... y cuando se bajó, me dijo, sonriente:

—DESPUÉS DE ESTELITA YA SÉ LO QUE ES VISITAR EL ESPACIO EXTERIOR...

Toda una aventura al más allá... y al más acá...

Pero dentro de la grupalidad observamos que se genera otro nivel de organización, ya que varias personas en condiciones adecuadas y en un contexto preparado para que el jugar acontezca, conforman un nuevo sistema complejo con una nueva modalidad lúdica, propiedad emergente, que sólo es posible en el marco de la interrelación y retroalimentación y que, nuevamente, puede conducir a mayores márgenes de adaptación activa y cambio.

POÉTICA DEL JUGAR...

Sala Turquesa, 4 años, momento de las palabras...

Se armó una situación intensa de juego (con los materiales blandos) en el cual había una piscina (colchones) que rebalsaban de agua (bloques). Desde una plataforma se iban tirando al "agua" con distintos estilos, probando diversas caídas, intentando "sumergirse", nadar bajo el agua, bucear... Cada uno esperaba su momento y "planeaba" su proeza... Todo fue disfrute, ensayo, exploración, invención, placer...

Cuando llegó el momento de las palabras, las imágenes aparecieron a raudales:

E.—¡A MÍ ME ENCANTÓ! ¡ME ENCONTRÉ UNA SIRENA!

J.—¡¡¡YO ME SENTÍ GIGAAAANTEEEE!!!

L.—¡¡¡YO ME SENTÍ VOLAAAANDO!!!

M.—Y YOOOO, CUANDO SALTEEÉ, ¡¡ME ENCONTRÉ UN DRAGÓN!!

YO—¿¿Y??

M.—¡¡¡Y ME CAGUÉ DE SUSTOOOO!!!

En este sentido, la experiencia nos dice que, en condiciones adecuadas, cada grupo va gestando una dinámica propia o historia que a su vez da la posibilidad, a cada integrante, de asumir distintos roles y ensayar posiciones que modifican esa historia y/o promueven transformaciones. En ese funcionamiento cada quien va siendo, desplegando sus posibilidades, encontrándose con sus dificultades y ensayando salidas posibles, en el marco de retroalimentaciones. Cada niño, como componente de este nuevo sistema complejo y auto organizado, actúa en relación, transforma su hacer a partir de la modalidad grupal y enriquece su propia organización. El jugar no se presenta como una yuxtaposición de zonas de juego sino como red o trama original, co-construida, que da testimonio del funcionamiento grupal, que emerge como producción propia, y que se ofrece como posibilidad de cambio y devenir.

> Es, en efecto, por organización que el todo es algo más que la suma de las partes o, dicho de otro modo, que un todo organizado (sistema) produce o favorece la aparición de cierto número de cualidades nuevas ausentes en las partes separadas: las emergencias. (Morin, 2015: 84)

Bajo esta mirada, entonces, preferimos en todo caso, el calificativo de emergente, para un juego que es valorado como una propiedad emergente del funcionamiento de un grupo de personas concebido como un sistema complejo y auto-organizado que evoluciona en un contexto particularmente dispuesto.

¡¡¿¿QUÉ MADERITAS NI OCHO CUARTOS??!!

Sala Turquesa, 4 años, ronda inicial.

Nos encontrábamos en pleno diálogo, planeando el desarrollo del taller, anticipando algunas cuestiones...

En eso me dirijo a J. para proponerle que, en esta ocasión, estuviera en el rincón de las construcciones con maderitas debido a tener un corte y sutura en su mentón. ¡¡Y por segunda vez en el año!!

Le comento que considero que no le conviene moverse demasiado y exponerse a alguna caída o golpe, por lo cual le hago la sugerencia de las maderitas.

Es ahí cuando él, muy seguro, comenta:

—NO, NO, NO... YO ME VOY A CUIDAR, PERO VAMOS A HACER OTRO JUEGO. O SEA, VAMOS A JUGAR A OTRA COSA...

Sin que J. pueda terminar de exponer del todo la situación, sale al cruce M., también muy segura, y con la velocidad del rayo dice:

—ES QUE NOSOTROS VAMOS A JUGAR A LA BODA (se hizo un silencio y agregó) NUESTRA BODA...

—¡CLARO! ¡NUESTRA BODA! Remató J.

En fin... fue una boda bellísima. Hay fotos que lo atestiguan ☺ ...

¿A qué llamamos condiciones adecuadas?

- La claridad en el planteo/encuadre: que cada participante encuentre un marco que le resulte organizado y organizador. Este punto es central ya que refiere a varios aspectos que hacen tanto a los dispositivos espacial y temporal, a los materiales como a las normas.

- La importancia del vínculo: nos referimos tanto al psicomotricista como al docente de sala. Claramente el psicomotricista es el profesional idóneo para el trabajo específico. Sostenemos la relevancia del vínculo lúdico-corporal (Papagna, 2000) como condición de la tarea. Pero la observación que venimos llevando a cabo nos permite afirmar, como ya lo hemos mencionado, que dar lugar para que el docente se implique corporalmente tiene beneficios inconmensurables. Por un lado, para los niños es altamente placentero compartir espacios de juego con el adulto referente y se genera un vínculo mucho más fuerte, respetuoso y promotor de evolución. Por el otro, un docente que no mira jugar, sino que juega (y se la juega) puede comprender mejor a cada niño en su complejidad y acompañar su devenir desde otros sentidos.

  En consecuencia, este punto requiere que el docente trabaje su propia disponibilidad corporal y se replantee su rol.

  A modo de anécdota podemos mencionar lo expresado con toda claridad por una maestra, en una jornada de evaluación del proyecto, quien refirió que a comienzos de su participación en el mismo sentía miedo de perder el respeto de sus alumnos si se incluía en el juego. Pensaba que si participaba, por ejemplo, en una "guerra de almohadones", luego los niños no podrían reconocer su autoridad y el espacio áulico perdería la referencia. La experiencia demostró no sólo que los niños identifican sin problemas las normas imperantes en los distintos contextos y situaciones en relación a las propuestas, sino que la vivencia compartida del juego promueve un vínculo mucho más cercano, seguro y de reciprocidad en el respeto.

- Las disposiciones como intervenciones que se van integrando al juego para hacerlo evolucionar: el psicomotricista tampoco es un actor pasivo ni un observador testigo del juego de los niños. Se implica en el vínculo lúdico-corporal y participa de la dinámica, desde el rol profesional, interviniendo a partir de ciertas disposiciones cuyo objetivo es la evolución del juego, entendiéndola como el acceso a mejores posibilidades de acción e interacción de sus integrantes. Es así que estas disposiciones expresadas tanto desde la actitud corporal como desde la palabra, son estrategias que agregan una novedad y sugieren reorganizaciones del hacer individual y grupal. Las disposiciones no son universales sino propias de cada dinámica. Y es que la interacción puede dar lugar a retroalimentaciones tanto positivas como negativas. Estas últimas, mejor conocidas como círculos viciosos, pueden llevar a estancamientos ya que son proclives a fijar estructuras y comportamientos, evitando el aprendizaje y el cambio. En oposición, las retroalimentaciones positivas, permiten variaciones.

Pensamos estas disposiciones de juego como aquellas estrategias que dinamizan el jugar, abren la posibilidad a las retroalimentaciones positivas y, finalmente, abonan el crecimiento. Pueden ser espaciales (modificando, delimitando, circunscribiendo lugares), temporales (delimitando y organizando momentos), a partir de materiales (integrando, quitando, dosificando los elementos disponibles y sus usos posibles), de interacción (a partir de turnos, roles, etc.) y se van pensando y proponiendo siempre a partir de las dinámicas grupales.

- La interacción: sólo mencionaremos aquí muy brevemente dos aspectos interesantes observados en el marco de las interacciones entre pares y que se ofrecen como enormes potenciadores del desarrollo. Nos referimos, por un lado, a la propuesta como terreno fértil para la concurrencia de zonas de desarrollo próximo, noción expresada por Vygotsky y retomada por Wertsch (1995), en las cuales algunos niños en situación de cooperación pueden ir logrando aprendizajes a los que no llegarían, en el momento presente, de manera individual; y por el otro, a la posibilidad de aprender con y de otros, sostenido en los circuitos de neuronas espejo (Gallese, 2011).

   Cada compañero de juegos se puede constituir, entonces, en quien encarne un proceso de andamiaje para los demás, o también cada compañero puede erigirse en co-formador de otros, en un proceso dinámico y mutuamente enriquecedor.

SE TENÍA QUE DECIR...

Sala Naranja, 4 años, momento del juego...

Hay una historia grupal que tiene capítulos y vericuetos... Va y viene, se enciende y se aquieta según el devenir grupal. Se trata de una bruja. Ellos saben que soy yo; yo sé que ellos saben; pero asimismo, cuando quieren que aparezca me piden que "la llame" o que "le mande un WhatsApp". A veces aparece y otras no...

Cuestión que hoy reclamaron su presencia y la bruja se les apareció en el "cuartel" que habían preparado para refugiarse y atacar. Rápidamente desplegaron todo un arsenal de ataque y defensa, al grito enérgico de M. que arengaba:

—¡¡¡EESSTO ESS ÉEEEPICOOOOO!!!

El país tiene un futuro

Relato de una experiencia…

En relación a cómo pensamos desde el espacio desde sus inicios, la participación de las maestras de sala, en el dispositivo de juego, fue planteado como condición *sine qua non* de la puesta en marcha del proyecto. Esto obedece, fundamentalmente, a la mirada compleja que sostenemos y nos sostiene, y que se expuso con anterioridad.

Cabe aclarar que el camino no fue sencillo y que adentrarse en los vericuetos de la organización escolar para llevar adelante la tarea propuesta, requirió astucia, audacia, tiempo, paciencia, empatía, flexibilidad y capacidad de cambio, entre otras cosas.

Si miramos hacia atrás, son muchas las dificultades que hemos atravesado, pero sin dudas mucho mayor es el crecimiento que sortearlas ha provocado. Crecimiento que se basa en la co-construcción, el trabajo en equipo, con la mirada puesta en el desarrollo armónico e integral de cada niña y niño y con la experiencia como vector primordial del aprendizaje. Por ello incluimos, con un dejo lúdico, un relato en primera persona de la experiencia de una de las maestras que forma parte del taller de juegos desde sus albores, que ilustra muy bien su devenir.

¿Hoy tenemos taller?

Este taller, que no es un taller cualquiera… Comenzó hace alrededor de quince años. La escuela, a mis ojos, se presentaba algo tradicional cuando llegó una persona con un cambio. Yo voy a volcar mi experiencia: cómo lo viví, también en relación a los distintos momentos de mi vida, y cómo esa vivencia se fue modificando a través del tiempo.

En ese entonces, venía de una ausencia prolongada por maternidad, y me encontré con la presencia de una señorita con una onda "distinta" a la que estábamos acostumbrados en la escuela y que, además, siendo psicomotricista, venía con la idea de un taller de juegos. Entre otras cosas, se trataba de trabajar juntos y que los docentes participáramos en la actividad. Mi primera reacción fue algo negativa porque en las otras "áreas especiales" los docentes no teníamos que estar presentes y porque la actividad duraba una hora y las otras áreas sólo cuarenta minutos. Mis cuestionamientos eran: ¿Cómo es que tengo que estar ahí sesenta minutos? ¿Haciendo qué? Y yo repetía que las horas especiales eran para nosotras, las maestras, para ocuparnos de otras tareas propias de la función docente. Ella, la psicomotricista, explicaba por qué Psicomotricidad no era una materia especial. Y yo le decía que sí lo era y, además, muy parecida a Educación Física, espacio que los chicos ya tenían. Cuestión que me costó entenderlo al punto que un día, a pocas semanas de comenzado el taller, exploté y le dije: —¡Este taller de mierda! Y estaba convencida de ello. Ella lo recibió muy bien –fue asombroso– y me pidió tiempo.

Cabe aclarar que, al comienzo, la actividad se llevaba a cabo en un patio que era de todos, que se usaba para usos múltiples y que, por la disposición edilicia, era un lugar de paso, con lo cual ocasionaba mucho ruido y movimiento dentro del nivel inicial. Varias eran las cosas que no me gustaban: primero participar, todo el tiempo pasaban "cosas raras", era todo alboroto y usábamos elementos que hasta ese momento no se habían utilizado en el jardín. Yo veía todo caos y desorden. Pero la escuela lo disponía y entonces había que estar ahí, con nuestros alumnos, una hora, una vez por semana.

La cuestión es que el tiempo fue pasando y el taller fue tomando otra forma, sobre todo cuando obtuvo un espacio exclusivo, los elementos fueron creciendo y complejizándose y yo fui conociendo a esa seño rara y a la Psicomotricidad. Los chicos se fueron encantando con la propuesta al punto de esperar ese momento distinto para jugar: esa libertad, esas emociones que podían moverse y expresarse con todo el cuerpo. Fue magnífico cómo se fue abriendo, cómo cada dispositivo fue generando nuevos caminos, ideas, imaginación y crear y crear y crear…

Llegamos al día de hoy con un taller amplio, rico en ideas, en proyectos, en deseos, en ganas de trabajar. Los chicos esperan el día de Psicomotricidad; realmente es una actividad muy deseada dentro del jardín. Todos los días, al inicio de la mañana, preguntan. —¿Hoy tenemos taller?

Este año noto, en particular, que iniciar la mañana con el taller me produce a mí y creo que a los chicos también, un estado de buen humor, como descontracturar o sacar la rigidez del comienzo de la mañana, porque el trabajo que viene después (luego de psicomotricidad) es más armónico, más lindo, más pacífico; con un cuerpo que estuvo en mucho movimiento pero que quedó alegremente relajado. Y así se puede trabajar mejor. Es magnífico.

De modo que no sólo los chicos encontraron un espacio distinto, algo que no es común dentro de la escolaridad, dentro de un jardín, sino que yo encontré una amiga, y es como que todas las piezas encajan de manera casi perfecta para sentir esa tranquilidad que las personas, más allá de la edad que tengamos, necesitamos para comenzar nuestro día. Es como el desayuno; un desayuno de movernos, relajarnos, crear, divertirnos; cada uno como puede, con lo que le sale. Y es tan bueno y es tan poco común, que celebro siempre tener a María Alejandra que nos enseña a movernos con lo más simple y básico que es nuestro cuerpo. Y también se aprende a ser resolutivo, porque siempre hay conflictos que es importante saber cómo gestionar. Es una genialidad.

Además, el aprendizaje que llevamos de ese momento de juego después se traslada a las otras áreas, a los contenidos de las otras áreas como matemática, lengua, tecnología, y termina siendo totalmente transversal, porque trabajamos absolutamente todo a partir de lo que creamos en el taller. Y se traslada de distintas maneras. Por ejemplo, es importante destacar que los dibujos que son realizados en el taller, luego de jugar, son muy ricos en detalles, mucho más que si se realizan en la sala.

Para ir concluyendo, en el taller, con su aroma (porque tiene un perfume característico), sus texturas, sus colores: hay alegría; todo hace a la calidez. Todo es hermoso dentro del taller. La verdad que la vida tendría que ser un taller donde construir, crear, hacer.

Seño A.

Conclusiones transitorias...

Los aportes generados por diferentes campos del saber nos convocan a ampliar nuestras miradas para fortalecer los fundamentos que sostienen las prácticas e ir hacia una Psicomotricidad que, fiel a sus orígenes, se mantenga y desarrolle compleja.

Hemos tratado, a lo largo del texto, de dar cuenta de la complejidad que encierra la intervención psicomotriz educativa con niños, en una actualidad con importantes desafíos. Decidimos omitir varios puntos relevantes de la tarea por exceder los objetivos del escrito. Focalizamos en el aspecto de la grupalidad porque advertimos su centralidad en la propuesta y nos permitimos conceptualizarla desde una mirada sistémica para maximizar sus potencialidades. Creemos necesario seguir trabajando para ir superando perspectivas reduccionistas, obstáculos epistemológicos y discursos instalados, de modo de proponer intervenciones pertinentes, eficaces y nocionalmente fundamentadas.

Consideramos que el camino es la complejidad y en él estamos con el firme compromiso de evolucionar...

P., niña que cursa primer grado y que participó del Taller de juegos durante las salas de 3, 4 y 5 años del Nivel Inicial.

Nos encontramos casualmente en el patio, nos abrazamos y manifestamos extrañarnos. En eso comenzó a mostrarme piruetas que aprendió en este tiempo, me contó que se le cayeron dos dientes, que está aprendiendo a escribir y me dijo:

—CADA VEZ QUE PASO POR EL TALLER Y VEO LA PUERTA ABIERTA PIENSO: AYYY, CÓMO ME GUSTARIA VOLVER... AUNQUE SEA UN DIA, SEÑO... ME GUSTARIA VOLVER...

Sigo pensando... ¿qué extrañan los niños del taller? ¿qué es lo que los mueve a querer volver?

Referencias bibliográficas

Academia Lab. (2024). Propiedades emergentes. *Enciclopedia*. Revisado el 12 de septiembre del 2024. [https://academialab.com/enciclopedia/propiedades-emergentes/].

Ansermet, F. y Magistretti, P. (2012). *A cada cual su cerebro*. Buenos Aires: Katz Editores.

Ander-Egg, E. (1991). *El taller: una alternativa de renovación pedagógica*. Buenos Aires: Editorial Magisterio del Rio de la Plata.

Assman, H. (2002). *Placer y ternura en la educación*. Madrid: Narcea S.A. de ediciones.

Ballarini, F. (2017). *Rec*. Penguin Random House Grupo Editorial.

Bottini, P. (2006). El juego corporal: soporte técnico conceptual para la práctica psicomotriz en el ámbito educativo. *Revista iberoamericana de Psicomotricidad y Técnicas Corporales,* n° 21, vol. 6, 107-114.

Bottini, P. (2021). *La noción de Globalidad de la persona en Psicomotricidad. Actualizaciones y reflexiones (auto) críticas desde los aportes convergentes de diferentes campos del saber*. Paper inédito. En prensa.

Bruner, E. (2027). Cuerpo a Cuerpo. *Jot Down Cultural Magazine*. [https://www.jotdown.es/2017/02/cuerpo-a-cuerpo/].

Bruner, J. (1989). *Acción, pensamiento y lenguaje*. Madrid: Editorial Alianza.

Caballero, M. (2017). *Neuroeducación de profesores y para profesores: de profesor a maestro de cabecera*. Pirámide.

Calmels, D. (2000). El juego corporal. En Bottini, P. (comp.) *Psicomotricidad: prácticas y conceptos*. Buenos Aires: Miño y Dávila editores.

Cañeque, H. (1998). *Juego y vida*. Buenos Aires: El Ateneo.

Capra, F. (1996). *La trama de la vida*. Anagrama.

De Ajuriaguerra, J. (1993). *Manual de psiquiatría infantil*. Masson S.A.

Di Paolo, E. (2018). Enactivismo. En Vanney, C.E.; Silva, I. y Franck, J. (eds.), *Diccionario Interdisciplinar Austral*. [http://dia.austral.edu.ar/Enactivismo].

Gallese, V. (2011). Neuronas espejo, simulación corporeizada y las bases neurales de la identificación social. *Clínica e Investigación Relacional* 5 (1): 34-59. [http://www.psicoterapiarelacional.es/CeIRREVISTAOnline/Volumen51Febrero2011/tabid/761/Default.aspx].

Huizinga, J. (2007). *Homo Ludens*. Madrid: Editorial Alianza.

Morin, E. (2001). *Los siete saberes necesarios para la educación del futuro*. Buenos Aires: Nueva Visión.

Morin, E. (2015). *Enseñar a vivir*. Buenos Aires: Nueva Visión.

Papagna, S. (2000). Un dispositivo posible para la formación continua del psicomotricista. En P. Bottini (comp.), *Psicomotricidad: prácticas y conceptos*. Buenos Aires: Miño y Dávila editores.

Rodriguez Luna, M.E. (2012). El taller: una estrategia para aprender, enseñar e investigar, en *Lenguaje y Educación: perspectivas metodológicas y teóricas para su estudio*. Colombia: Universidad distrital Francisco José de Caldas, 13-43.

Varela, F.; Thompson, E.; Rosch, E. (1997). *De cuerpo presente*. Madrid: Gedisa.

Varela, F. (2005). *Conocer*. Madrid: Gedisa.

Wallon, H. (2007). *La evolución psicológica del niño*. Aires y Mares.

Wertsch, J. (1995). *Vygotsky y la formación social de la mente*. Buenos Aires: Paidós.

Winnicot, D. (1971). *Realidad y Juego*. Madrid: Gedisa.

AUTORES Y AUTORAS

Verónica Amor. Es licenciada en Psicomotricidad, técnica superior en Instrumentación Quirúrgica y psicomotricista en el Dispositivo Estratégico en Psicomotricidad CeS.A.C. N° 24, Hospital Parmenio Piñero, Buenos Aires, Argentina. Se desempeña como auxiliar de cátedra en la materia Seminario II de la Licenciatura en Psicomotricidad de la Facultad de Filosofía, Ciencias de la Educación y Humanidades de la Universidad de Morón.

Pablo Bottini. Psicólogo Social – Psicomotricista. Coordinador del Dispositivo Estratégico en Psicomotricidad del Ce.S.A.C. N° 24. Hospital Piñero, Ministerio de Salud G.C.A.B.A. Buenos Aires. Docente en la Licenciatura en Psicomotricidad de la Universidad de Morón. Secretario General de la Red Fortaleza (Red Latinoamericana de Universidades con Formación en Psicomotricidad). Profesor Honoris Causa y delegado por la Organización Internacional de Psicomotricidad y Relajación (O.I.P.R.) París, Francia.

Sebastián Buniva. Es licenciado en Psicomotricidad. Miembro de la Comisión Directiva de la ASOCIACIÓN MUOVE. Se desempeña como auxiliar de las cátedras Práctica Profesional, Evaluación Psicomotriz y Seminario II de la Licenciatura en Psicomotricidad (Ciclo de Licenciatura R.E.I), Universidad de Morón. Es psicomotricista, coordinador de terapia grupal en el Geriátrico Casa Azul, Equipo Técnico C.P.I "El Soñado". Asmimismo, es integrante del Dispositivo estratégico en Psicomotricidad del CeSAC N° 24, "Eva Perón", Hospital Parmenio Piñero (Buenos Aires, Argentina) y exfutbolista profesional (Argentina, Rumania, Uruguay y Ecuador).

Cori Camps Llauradó. Psicóloga y doctora en Psicología. Profesora titular de la Universidad Rovira i Virgili (URV). Coordinadora del Máster Internacional en Educación y Terapia Psicomotriz y directora del grupo de investigación de la URV "Desarrollo Psicológico, Psicomotricidad e Intervención en Contextos Educativos". Coordinadora de Proyectos de Transferencia para la intervención psicomotriz. **Jaime Tallis.** Es doctor en Medicina y médico neuropediatra. Ejerce como profesor de la carrera de posgrado de Psicoanálisis en Niños y Adolescentes de la Facultad de Psicología de la Universidad de Buenos Aires. Asimismo, es profesor titular de Neuroanatomía, Facultad de Psicopedagogía, Universidad de Morón y docente de la Maestría en Clínica Psicoanalítica con niños de la Facultad de Psicología de Rosario.

Claudia Marcela Carta. Es licenciada y profesora en Psicomotricidad. Certificat International en sciences et techniques du corps, organizado por OIPR-ISPR (Paris), doctoranda en Psicología con orientación en Neurociencia cognitiva aplicada, en la Universidad de Maimónides (Buenos Aires). Se desempeña como docente de la Universidad Nacional de Córdoba, en la Facultad de Educación y Salud. Es psicomotricista y responsable del área en Salud y Educación en la Fundación para la Atención Integral de la Persona con Discapacidad Arkho. es, además, coreógrafa, bailarina retirada, maestra, ensayista y exdirectora del Ballet Oficial de la Provincia de Córdoba.

Marcela Viviana Corin. Es médica pediatra, jefa A/C Cesac N° 24, Hospital Parmenio Piñero, Buenos Aires, Argentina. Miembro titular de la Sociedad Argentina de Pediatría.

María Alejandra Cupelín. Licenciada y Profesora Superior en Psicomotricidad. Docente de la Tecnicatura Superior en Psicomotricidad y del Profesorado de Educación Primaria en el ISPI N°4004 "Virgen del Rosario" de la ciudad de Rosario (Santa Fe). Coordinadora de espacios de Intervención Psicomotriz con niños en diversas instituciones de la ciudad de Rosario (Santa Fe). Coordinadora de espacios de Formación Corporal para psicomotricistas. Coordinadora de capacitaciones teórico-vivenciales para docentes y profesionales de la educación.

Sofía Dellatorre. Es licenciada en Psicomotricidad. Especialista en Intervención y Estimulación Temprana. Profesora de Nivel Inicial. Especialista en Jardín Maternal y Educación por el Arte. Miembro del "Dispositivo Estratégico de Psicomotricidad" CeSAC n°24, "Eva Perón", Barrio Ramón Carrillo, G.C.B.A.

Marcela Favant. Psicomotricista y Profesora Superior en Psicomotricidad. Directora del Dispositivo Niños del Centro Educativo Terapéutico TRAZOS de la ciudad de Rosario (Santa Fe). Docente de la Tecnicatura Superior en Psicomotricidad en el ISPI N°4004 "Virgen del Rosario" de la ciudad de Rosario (Santa Fe). Coordinadora de capacitaciones teórico- vivenciales para docentes y profesionales de la educación.

Lola García Olalla. Psicóloga y doctora en Psicología. Psicomotricista. Profesora Colaboradora de la Universidad Rovira i Virgili (URV) (Jubilada). Co-coordinadora del Máster Internacional en Educación y Terapia Psicomotriz. Autora de artículos y libros sobre Psicomotricidad e innovación docente.

Andrés Gónzalez Bellido. Es psicólogo y orientador escolar. Creador y coordinador del Programa TEI (Tutoria entre iguales) para la mejora de la convivencia escolar.

María Angélica Familume. Es psicóloga/psicomotricista y doctoranda en Psicología. Es, además, sexóloga, educadora sexual en Discapacidad, Certificado Internacional en Ciencias y Técnicas del cuerpo (Paris/Francia), terapeuta familiar y terapeuta biodecodificadora.

Miguel Llorca Llinares. Es profesor titular de universidad (jubilado). Coordinador del Servicio de Psicomotricidad de la Universidad de La Laguna. Ha realizado varias publicaciones fundamentalmente en la Editorial Aljibe y en la *Revista Iberoamericana de Psicomotricidad y Técnicas Corporales*. Ha encabezado proyectos de investigación en el ámbito de la psicomotricidad, así como ha colaborado y dirigido diferentes cursos de posgrado en Psicomotricidad.

Rui Fernando Roque Martins. Profesor Asociado y Vice-Decano en la Facultad de Motricidad Humana de la Universidad de Lisboa (FMH-UL). Profesor en la licenciatura en Rehabilitación Psicomotora de la FMH-UL. Coordinador Científico del Máster en Rehabilitación Psicomotora de la FMH-UL. Orientación de Tesis de Máster y de Doctorado en dos líneas principales de investigación: Relación entre la psicomotricidad y las habilidades de aprendizaje y programas de manejo del estrés, con componente de relajación. Presidente del Foro Europeo de Psicomotricidad (2011 y 2017). Delegado de Portugal en la Organización Internacional de Psicomotricidad y Relajación desde 1989. Profesor Honoris Causa por la Organización Internacional de Psicomotricidad y Relajación, por su contribución al desarrollo internacional de la Psicomotricidad.

Talía Cristina Morillo Lesme. Es profesora del Departamento de Didáctica e Investigación Educativa, Universidad de La Laguna. Licenciada y doctora en Pedagogía. Máster en Psicomotricidad (ULL, 2000-2002). Miembro del equipo de psicomotricidad de la ULL desde el año 1988. Investigadora en varios proyectos de investigación. Habilitada por el Centro de Análisis Corporal de la Relación de Brasil como Psicomotricista para la intervención con personas adultas.

Diana Paris. Es licenciada en Letras y Psicoanalista. Especialista en psicogenealogía.

Josefina Sánchez Rodríguez. Es profesora titular del Departamento de Didáctica e Investigación Educativa de la Universidad de La Laguna. Coordinadora del Servicio de Psicomotricidad de la Universidad de La Laguna. Ha desarrollado de diferentes publicaciones en el ámbito de la psicomotricidad (Editorial Aljibe, *Revista Iberoamericana de Psicomotricidad y Técnicas Corporales*) y ha realizado Investigaciones en el ámbito del autismo y los trastornos del vínculo.

Joaquín Serrabona Más. Es psicólogo clínico, terapeuta familiar y psicomotricista. Profesor Universidad Ramon Llull. Es presidente de la sección psicología educativa Colegio Oficial Psicología de Cataluña y director de L'Espai de Psicomotricidad y Psicología. También es coordinador del Diplomado de especialista en Psicomotricidad de la Universidad Ramon Llull (Barcelona).

Daniel Szteinberg. Es licenciado en Psicología (UBA), con formación en psicoterapia sistémica a nivel nacional e internacional. Ha presentado trabajos en publicaciones y congresos de orientación sistémica y cognitiva. Es miembro fundador del Centro de Terapia Cognitiva (Dir. Lic. Sara Baringoltz). Realizó aportes para la integración de los paradigmas sistémico y cognitivo.

Jaime Tallis. Es doctor en Medicina. Médico Neuropediatra. Profesor de la carrera de posgrado de Psicoanálisis en Niños y Adolescentes de la Facultad de Psicología de Universidad de Buenos Aires. Profesor titular de Neuroanatomía de la Universidad de Morón. Docente de la Maestría en Clínica Psicoanalítica con niños de la Facultad de Psicología de Rosario.